穿颧种植优化与创新

Zygomatic Implants

Optimization and Innovation

穿颧种植优化与创新
Zygomatic Implants Optimization and Innovation

周国辉　主编

周延民　主审

高岩石　冯　楠　主译

北方联合出版传媒（集团）股份有限公司

辽宁科学技术出版社

沈　阳

图文编辑

杨 帆 刘 娜 张 浩 刘玉卿 肖 艳 刘 菲 康 鹤 王静雅 纪凤薇 杨 洋

First published in English under the title
Zygomatic Implants Optimization and Innovation
Edited by James Chow, edition: 1
Copyright © Springer Nature Switzerland AG 2020
This edition has been translated and published under licence from
Springer Nature Switzerland AG.
Springer Nature Switzerland AG takes no responsibility and shall not be made liable
for the accuracy of the translation.

©2023，辽宁科学技术出版社。
著作权合同登记号：06-2022第168号。

图书在版编目（CIP）数据

穿颧种植优化与创新 / 周国辉主编；高岩石，冯楠主
译. — 沈阳：辽宁科学技术出版社，2023.8
　　ISBN 978-7-5591-3059-4

　　Ⅰ.①穿… 　Ⅱ.①周… ②高… ③冯… 　Ⅲ.①颧骨—种
植牙—口腔外科手术 　Ⅳ.①R782.12

中国国家版本馆CIP数据核字（2023）第105355号

出版发行：辽宁科学技术出版社
　　　　　（地址：沈阳市和平区十一纬路25号 邮编：110003）
印 刷 者：凸版艺彩（东莞）印刷有限公司
经 销 者：各地新华书店
幅面尺寸：210mm×285mm
印　　张：13
插　　页：4
字　　数：260千字
出版时间：2023年8月第1版
印刷时间：2023年8月第1次印刷
策划编辑：陈　刚
责任编辑：苏　阳
封面设计：周　洁
版式设计：袁　舒
责任校对：李　霞

书　　号：ISBN 978-7-5591-3059-4
定　　价：298.00元

投稿热线：024-23280336
邮购热线：024-23280336
E-mail:cyclonechen@126.com
http://www.lnkj.com.cn

序言
Foreword

毫无疑问，骨结合的理念在评估种植体的功能和远期效果方面引发了一场"革命"。1989年，颧骨种植体的引入，优化了上颌骨区域的种植方案，并显著改善了上颌骨缺损患者的生活质量。

第一颗颧骨固定种植修复体是为一名被诊断为患有严重癫痫患者安装的，他年轻时发生了车祸，由于无法控制咬合力等外力因素，他失去了大部分上颌骨和牙齿。没有足够的骨组织可以容纳安装常规的纯钛种植体；因为严重的健康问题限制，也不能采用骨移植手术，只有颧骨区域有足够的骨量，所以在颧骨放置了2颗长度为30mm的固定种植体。这2颗固定种植体为最终的义齿提供了支撑，使患者恢复了接近正常的咬合功能。1990年，又有5名患者接受了颧骨固定种植治疗，其中4名患者的双侧各安装一颗固定种植体，1名患者单侧安装一颗固定种植体。所有5名患者均接受了常规纯钛种植治疗。

从那时起，这项技术便广泛应用于上颌骨的各类疾患。其中包括需要骨增量后牙区支撑的传统种植患者，还有那些拒绝接受上颌窦提升手术的患者。结合两侧的2颗种植体，四穿颧种植几乎可以无须进行髂骨骨块移植，被认为是当今治疗严重萎缩性上颌骨的最科学方法。

如今，不管是外伤、先天综合征或肿瘤疾病患者，这些原因导致的上颌骨缺陷都是颧骨植入技术的最大受益者。上颌骨切除术的患者，尤其是那些牙弓局部缺失的患者，通常很难获得固位力与合适的修复体。如今，由于颧骨种植体与常规种植体的联合应用，这些患者可以享有正常的语言、吞咽和咀嚼功能。这个理念还可以应用于面部有缺陷的患者，通过颧骨种植体与常规种植体的联合应用，实现口腔与面部的修复，并且不再需要使用粘接等方式进行面部的恢复。

本书由全球该领域知名专家联合编写，根据骨结合的理念展现了颧骨种植手术的发展与演变。今天，我们已经看到颧骨种植术取得了巨大的成功，而且随着临床功能方面的进步，颧骨种植体也被进一步优化。在此，强烈推荐给那些常规种植手术无法做到，旨在改善患者的生活质量、对颧骨种植感兴趣的医生，本书对于种植医生和患者来说可以算是"及时雨"。

巴布罗·布伦马克（Barbro K. Brånemark）
International Coordinator
Mölndal, Sweden

斯蒂芬·帕雷尔（Stephen M. Parel）
Maxillofacial and Implant Prosthodontics
Private practice
Dalas, Texas, USA

中文版序言
Foreword

解决严重萎缩性上颌骨的种植修复治疗是临床巨大挑战之一。治疗上颌骨条件不佳的手术方法之一是骨移植方案，但是大范围的骨移植手术会给患者带来很多问题，面临此问题明显需要开展另一项优化的种植技术来改善上颌骨大量骨吸收患者的治疗方式。

本书的主要目的是提供一个优化的穿颧种植手术方案，指导读者使用一项新技术治疗严重萎缩性上颌骨，并真正地完成安全微创且可预期种植治疗的效果。

本书也介绍了穿颧种植即刻负重的可行性及重要性，术后最短时间内为患者完成固定修复，最大限度地减少患者术后并发症。本书的内容及数据为严重萎缩性上颌骨采用更为简单和微创的治疗方式提供了非常有力的学术背景支持。

正文中大量使用图文并茂形式呈现本书的临床目的，同时也表达了需要开展穿颧种植技术最有效的方式，这种治疗方案已经在一些综述论文中得到验证并成功地运用在临床工作之中，获得了长期可预测的治疗效果。

周延民

二级教授，一级主任医师，博士生导师，中国白求恩式好医生，白求恩名师，国务院政府特殊津贴获得者。中华口腔医学会副会长，中华口腔医学会口腔种植专业委员会副主任委员，中华口腔医学会第七届口腔修复学专业委员会副主任委员。

中文版前言
Preface

　　本书主要从穿颧种植技术解决上颌骨严重萎缩性牙槽骨角度出发，针对上颌无牙颌穿颧种植修复提出的系统化操作理念，提倡无须植骨的即刻负重治疗方式。一直以来对于上颌骨严重骨缺失患者的治疗方式存在主诊医生的主观性，是选择穿颧种植即刻负重技术还是大范围植骨的方案？患者的主观意识也可以参与到治疗方案的选择中，结合治疗术式的优越性，更方便医生做出种植手术以及修复方案的设计。穿颧种植技术已经被临床使用超过20年，从循证医学的角度来说，穿颧种植能够在数小时内完成种植体支持的固定牙列修复，无须骨移植及全身麻醉等复杂术式，相对来说简化了治疗方式，治疗结果受到了广大医生及患者的肯定。

　　本书还介绍了穿颧种植技术的适应证、禁忌证、影像学诊断、手术导板的使用、即刻负重的临床应用，以及以解剖学为导向的穿颧种植技术等。我们的治疗目的都是简化手术程序、避免复杂骨增量手术、减少患者的手术创伤。使医生在遇到严重萎缩性上颌骨的病例时可以用更优化的种植手术方案帮助患者更好地解决问题，恢复牙齿功能，提高生活质量。

　　本书以大量典型的临床病例及图片文字形式展示，这可以让读者更直观地了解掌握本书的内容。

　　致谢：

　　首先，要感谢本书作者周国辉老师以及他们的团队为广大医生编写这么精彩前沿的一本书。其次，要感谢我们的种植中心团队在临床工作中的辛勤奉献。本书翻译完成得以面世，衷心希望广大读者在读完本书后有各自的收获，并给予指正，感谢大家！

高岩石　冯楠

译者简介
Translators

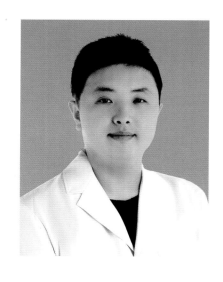

高岩石　副主任医师

现任优诺口腔集团种植中心技术总监，吉林省全科职业口腔培训学校客座教授。诺保科NOBEL签约讲师，多款种植系统讲师，口腔医学DEEP学牙网学术教官。德国法兰克福大学口腔种植硕士，曾在德国海德堡大学医学院访问学习、韩国S-PLANT口腔医院研究学习，国际口腔种植学会（ITI）会员。曾就职于吉林省四平市第一人民医院，曾于吉林大学口腔医院种植科、牙周科深造，中国医科大学口腔医院种植科、牙周科、修复科深造，第四军医大学附属口腔医院颌面外科深造，上海交通大学第九人民医院口腔种植科深造。荣获FCR国际口腔种植技术高峰论坛2021年、2022年病例分享嘉年华民星医生，2021年获得全国无牙颌种植病例大赛三等奖，获吉林省科技进步奖二等奖1项。发明国家实用新型专利4项。发表国家级核心期刊论文4篇。擅长高难度穿颧、穿翼种植技术，全口骨量不足等复杂种植技术，即刻负重、复杂种植修复及前牙美学修复，All-on-4，牙周系统治疗手术。

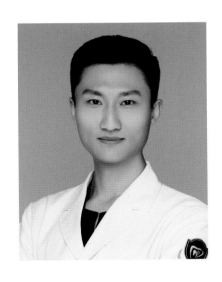

冯　楠　副主任医师

　　现任优诺口腔集团爱建机构种植技术院长，口腔医学网特邀讲师，柯威尔种植体特邀讲师，诺保科NOBEL青年讲师，ASTRA授权认证讲师。英国纽卡斯尔大学临床种植硕士，奥地利维也纳大学医学院访问学者，中国香港百年茂植齿中心优秀培训医师，美国ADA牙科协会会员。荣获2023年度iRegene骨增量病例大赛全国特等奖，科技进步奖项目《上颌前牙美学种植修复的效果及临床应用价值》。发明国家实用新型专利3项。《微创牙齿美学修复》副主译，《口腔种植基础和临床实践》主编。发表国家级核心期刊论文多篇。擅长全口即刻负重种植、穿颧种植、翼上颌种植技术、数字化精准种植、前牙美学种植即刻修复，对于生物学导向骨增量真骨构造者，骨量严重缺损病例有独特的见解及处理方法。

目录
Contents

第1章 概述

Patrick Henry

穿颧种植是口腔种植学发展的里程碑。本书介绍了自Brånemark教授开展穿颧种植以来的30年里，一些已经应用成熟的技术技巧及临床实践情况。

在本书正式发行前，原始书稿经过了全球16个研究中心的规范化、国际化，并具有前瞻性的临床试验评估，其中位于澳大利亚珀斯的研究中心也包括在内[1]。2004年公布的早期结果令我们倍感鼓舞。随着穿颧种植的广泛应用，软件和硬件的不断发展也极大地简化和改进了外科手术步骤与医疗方案，其发展所产生的贡献是全球性的。

穿颧种植主要是由外科修复手术专家来完成的，是针对上颌骨有严重骨萎缩情况的患者，但也可以让因不同情况导致上颌骨解剖结构缺失的患者受益。Chantel Malevez，作为Brånemark教授最早的国际合作者之一，经过20年的实践，总结出了穿颧种植的操作体系与宏观理论。稍后在此书中将不难看出，这些总结与实践为穿颧种植技术后续的改进和发展打下了夯实的基础。

最初的Brånemark颧骨种植体表面经过机械加工，顶部有角度并附有内连接孔，和常规的Brånemark颧骨种植体系统平台及标准配件一同应用。但是，这种开放式的基台螺丝有潜在的微渗漏的可能性，并容易引起邻近软组织产生炎症反应，这使得很多临床医生感到担忧。2004年，Brånemark系统Zygoma TiUnite™种植体问世，紧接着2016年Nobel公司推出Zygoma™种植体。TiUnite™系列的颧骨种植体顶部为非穿孔设计，同时配备专门的基台。这种设计上的改进受到了大多数临床医生的欢迎。"种植体的弹性形变"是穿颧种植术早期的另一个问题，在某些病例中，由于侧方颌的压力，单颗种植体会产生一定程度的弹性运动，长长的种植体杠杆融入末端骨，会造成末端骨的形变。这可以通过提供双侧稳定性的联合修复方式消除这一困扰。随后，种植体表面处理的改变、种植体的设计和多种手术方案的应用，都大大地消除了此类问题。

经过比对不同的影像资料，Bernard Koong教授认为，目前为止，CBCT影像是穿颧手术最有效的检查方法。CBCT同时还可以导出DICOM文件进行分层分析和模拟种植。将DICOM文件

P. Henry (✉)
The Brånemark Center, Perth, Australia

© Springer Nature Switzerland AG 2020
J. Chow (ed.), *Zygomatic Implants*, https://doi.org/10.1007/978-3-030-29264-5_1

与种植手术方案设计软件相结合，可以进行三维重建。目前常见的设计软件都有自己的扫描系统，所以进行CBCT操作前，想得到匹配的放射导板，须根据不同的扫描系统进行扫描。

从病例诊断到设计治疗方案，再到术中处置，最后到最终的联合修复，这一系列的数字化工作流程，Edward Hui和Raymond Chow教授都在本书中一一详述。通过三维重建展现出的术后美学及功能上的效果，可以对手术进行模拟操作并完成种植体的定位。在某些病例中，可以通过3D打印制作手术导板，以定位钻针，有时或全程引导种植体植入。最大化地利用可锚固种植体的骨量及植入点的位置决定了最终的修复效果。随着数字化技术的不断发展，可以预见一些技术上的改进，随之临床医生的诊疗能力也提高了。例如，我们从自由徒手植入，到使用导板引导植入，以及最近的导航植入，都已经被应用到了穿颧种植的外科手术领域当中。训练有素的临床医生能充分发挥出这些高科技成果的优势，并完成本书病例中较高水准的操作，进而达到美学及功能上的理想效果。

本书中间的1/3内容是关于穿颧种植的一些可选的手术方案。Brånemark教授在联合研究中心[1]所提出方案的基础上，随着理念的改进，从而简化了治疗过程，对上颌窦的干扰降到了最低，避免了上颌窦并发症，同时也优化了种植体的生物力学功能。

由Carlos Aparicio教授研发的以解剖学为导向的穿颧种植术（ZAGA）是一种单阶段的即刻负重修复。ZAGA根据种植体的植入路径与上颌窦前壁的凹陷程度进行分类。随着种植体植入轨迹的不同，产生了5种不同解剖学上的可能性。研究表明，ZAGA理念的成功率与最初的Brånemark手术方案相差无几，但却提升了修复体的咀嚼功能并减少了上颌窦并发症。

由Paulo Maló研发并提出的上颌骨外路径穿颧种植，旨在不用顾虑解剖结构，在上颌窦凹陷外围将种植体植入。该方法使用一种专门设计的种植体，其顶部无螺纹，扩大了尖端直径，冠部角度为0°～45°。无螺纹的顶部不埋入剩余牙槽嵴。这种方法具备良好的备洞视野，简易并简化了种植体顶部在牙槽嵴顶的定位。使修复体的位置保持在牙列咬合面之内，相对避免了修复体颊舌向体积过大的可能，改善了发音功能并减少了牙菌斑的发生。

针对全口无牙颌患者，最初的Brånemark手术方案是采用双侧颧种植体及上颌骨前壁标准种植体联合植入方式。而对于上颌骨前部牙槽骨严重萎缩的患者，Rubén Davó教授提出了四穿颧种植理念，左右两侧共放置于后牙区4颗颧骨种植体，制作悬臂梁与前牙修复体完成联合的修复效果。在生物力学角度上，关键是要确定最佳植入位点，保证种植体的根端与骨的接触面积最大化，这一点至关重要。与之相反的是，很多临床医生都着重于前牙区种植体的锚固力，着重于缓解悬臂梁的咬合压力，甚至不惜因此而受限。然而，从严谨的角度来讲，保护临床医生的个人操作安全性比什么生物力学原理都重要。

Chris Butterworth和吴轶群教授阐述了颧骨种植体在先天及创伤性缺陷修复中的应用。先天性缺陷、肿瘤切除后的缺陷，所剩残余骨的情况多种多样，往往还伴有局部解剖组织的损伤。种植体锚固的位点决定了修复体的成功与否，锚固位置的周围应有合适的骨组织并有健康的软组织附着。有大量残余骨组织的病例中，颧骨种植体是非常有优势的，根据可利用骨量的不同，种植体的植入轨迹及穿出的位点也并不循规蹈矩。原则上，本书中提出的所有方式方法适用于各个病例，这些方式方法也随着一些复杂并具有挑战性病例的出现而不断改进。相关章节里重点介绍了一些适应证、病例分析及恢复相应咀嚼功能的手术治疗方案，为患者能够享受高品质的生活做出了贡献。

在改进穿颧种植技术硬软件的宏观理论方面，Andrew Dawood和周国辉教授做出了重大贡献。随着技术、材料和生物力学领域的进步，作者在第10章"穿颧种植术的创新与优化"中对当前骨结合的研究与发展进行了回顾。他们的个体及协作技能、眼界及投入程度、为促进发展而进行传播的行为，都使得他们在这一治疗领域里的贡献显得尤为突出。

在本书的最后一章中，Carlos Aparicio、Roberto López–Piriz和Tomas Albrektsson教授将穿颧种植术成功的评判标准进行了详细的阐述。回顾过去，传统牙科种植体成功的标准一直存在争议和变化，但这项标准与穿颧种植体并不一定相同。穿颧种植体在设计和应用方面与传统的牙科种植体有显著不同。因此，该章节在评估穿颧种植体的治疗效果方面为临床医生和研究人员提供了合理及科学的基础依据。

本书凝集了穿颧种植理论及实操技术的精华，讨论了当前技术的优势与劣势，并预测了未来的发展。总之，我们在本书中了解了多种的穿颧种植体的植入方式和应用方法。因为初次接触者可能更愿意接受单一的标准和方式方法，所以方式方法的多样性可能会引起领域里初学者的困惑。相反，一些有经验的、怀有开放心态的临床医生并不会只采用单一的手术方案。封闭的思维方式可能是长期教育的、潜移默化的结果，他们很难接受与自己不同的、别样的，甚至可能对自己有利的世界观的存在。这种根深蒂固的思维，别说是想要刷新，就连指出都会被他们视作一种"威胁"。

这一现象是一种"认知偏差"的反射，意指我们仅倾向于了解所相信的信息，仅接受所认同的事实，拒绝理会那些与被我们已笃信的真理有冲突的事实[2]。因此，最后建议在该领域的专家们、有一定经验的从业者们，以及最重要的是那些穿颧手术的初学者们，不要被个人的认知偏见所局限，而是全面地阅读并实践本书。

因此，这正是本书吸引读者反复阅读并思考的力量所在。穿颧种植的发展一路走来艰难、曲折，也硕果累累，作为通往未来的一个窗口，本书希望能成为各位同仁临床工作的基本参考。

参考文献

[1] Hirsch J-M, Öhrnell L-O, Andreasson L, Brånemark P-I, Chiapasco M, Gynther G, Finne K, Henry PJ, Higuchi KW, Isaksson S, Kahnberg K-E, Malevez C, Neukam FW, Sevetz E, Urgell JP, Widmark G, Bolind P. A clinical evaluation of the zygoma fixture: one year of follow-up at 16 clinics. J Oral Maxillofac Surg. 2004;62(Suppl 2):22–9.
[2] Nicholas T. The death of expertise. Oxford: Oxford University Press; 2017. p. 47–54.

第2章　穿颧种植20年：系统回顾与环球洞察

Chantal Malevez

概述

　　尽管骨结合理念一经发掘后，普通的内连接种植体就已经应用在了半口或全口无牙颌患者身上。但是，临床上有些情况仍然受限，如上颌骨高度＜1mm的后牙区域是无法使用常规种植体的，包括几种前牙区域的情况，无牙颌牙槽骨分类标准中的第四类刀刃状牙槽嵴、第五类扁平型牙槽嵴和第六类塌陷型牙槽嵴[1]，这是由Cawood和Howell教授提出的分类标准，类似的标准Lekholm和Zarb教授也提出过[2]。

　　使用自体骨或者化学合成移植材料的骨增量手术，包括伴有或未伴有Ⅰ型骨折的[3]，都被提出并使用过。此外，生物合成材料或者有角度的种植体、翼突种植体[4]、短种植体[5]都被用来解决过上颌窦区域[6]上颌骨的缺失。

　　上颌窦提升术是Boyne教授在20世纪80年代研发的[7]。

　　这些骨增量技术值得信赖并合乎科学，在长期的随访中都有记录[8]。然而，它们耗时多、经济预算高，还需要外科手术的介入，并可能伴有相关的并发症。除此之外，因为需要进行二次手术，治疗的周期长，对于那些在治疗期间无法佩戴活动修复体的患者来说非常不舒服。至于短种植体，因为被植入的骨组织区域经常质地疏松，因此失败率也较高[9]。

　　20世纪80年代，有很多颌骨萎缩的患者，Brånemark教授很忧心这样近似于残障类的病患，为解决他们的困扰，他提出在颧骨上找到足够的力学支撑，即使这个位置远离上颌骨。之后，Brånemark教授习惯于将颧骨种植体应用于接受过上颌骨切除术的患者[10-11]，并将这一理念应用于上颌骨后牙区严重萎缩的无牙颌患者[12]。这些穿颧种植体通过联合前牙区的标准种植体建立长桥，形成稳定性，以承受咬合力。起初穿颧种植体是没有角度的，但随着上部修复体的不同需要，后来种植体颈部口内角度即种植体体部与颧骨及上颌骨形成的角度可以达到45°，种植体颈部或多或少与殆平面垂直，以便于上部修复体的就位。随后种植体颈部发展改良为Brånemark系统外六角的连接方式。

　　1997年，该手术方案在世界范围内推广，全球16所口腔研究联合中心引进并调研，追踪

C. Malevez (✉)
Faculty of Medicine, Université Libre de Bruxelles, Brussels, Belgium
e-mail: c.malevez@delocht.be

并公布了1.5年及3年后的术后效果[13-14]，其中绝大部分结果都是令人振奋的。

此研究公开且高瞻远瞩，从1997年12月至2000年1月，在前1.5年的时间内对患者进行不断的复诊观察，并在完成上部修复后进行为期3年的跟踪和回访。合计76例患者共植入420颗种植体，其中包括145颗颧骨种植体。颧骨种植体累计存活率（CSR）：1年后为97%，3年后为96.3%。

此手术方案为二阶段手术，首先植入种植体覆盖并缝合牙龈软组织，6个月后重新切开软组织，安装基台并使用螺丝固位上部修复体。基台使用的是Brånemark系统的常规标准基台。自联合研究中心之后，相继有了更多的论文发表了相关结果，其成功率高达100%，并进行了长达10年的随访[15]。

随着种植体理念的发展和即刻负重技术的出现，在2004年左右，这些理念和技术被应用于穿颧种植。第一篇相关的论文是由周国辉教授等在2006年[16]发表的，描述了一系列的关于穿颧种植体即刻修复的病例。

此外，口腔外科医生面临越来越多的上颌骨前牙区域严重萎缩病例，此区域是无法植入标准种植体的。由于临床上不断的病例需求，一种植入4颗颧骨种植体的方案，后来被广泛称作"四穿颧种植"，并同时完成以4颗颧种植体支撑全牙弓的即刻修复体，开始迅速发展起来[17-18]。

颧骨解剖

了解颧骨可以让我们找到种植的最佳位点与植入路径[19-21]，颧骨的解剖结构包括其体积大小、与上颌骨的距离、骨质与骨量、外部凸起及内部凹陷等。总之，颧骨中的松质骨有利于骨结合，而结实的皮质骨能提供很好的稳定性。C.Aparicio教授研究并将上颌窦壁进行了分类[22]。实际上，上颌窦壁形态各异：有扁平的，也有凹陷状的。根据这些解剖特征的特殊性，ZAGA术式分成了1种、2种、3种、4种不同的方式。

Prado教授等[23-24]还对颧骨的支撑力进行了分析，包括在人类和灵长类动物的有限元模型（FEM）上进行了骨应变的研究。结论是单颗颧骨的支撑不足以很好地吸收人类颌骨在咬合及咀嚼时形成的全部力量，尤其是在磨牙区域，颧骨会首先受到明显的弯曲力和侧向剪切力。

Brunski教授[25]在本书中评估了倾斜种植体，当然也包括倾斜的穿颧种植体的生物力学。倾斜种植体的优势在于可以缩短修复体悬臂的长度，但受到的应力与应变要大于标准轴向种植体。因此，颧骨种植体的优势在于避开了上颌骨水平位置，锚固在颧骨内。

Freedman教授[26-27]使用FEM对植入2颗或4颗颧骨种植体的病例进行了研究，结果表明，由于种植体颈部周围有足够的颊侧骨，施加在颧骨上的咀嚼负载明显减少了。

Wen教授等[28]分析了3种不同的外科手术方法，即Brånemark术式、上颌窦外提升术式，以及上颌窦内提升术式，证实了上颌窦外提升术式适合上颌骨严重萎缩的无牙颌患者。

影像学

以前，尽管P-I Brånemark教授可以使用曲面断层片和正位片来规划穿颧种植体的植入，而如今，人们更愿意使用照射剂量少、辐射低的螺旋CT和CBCT。1998年，Verstreken教授等开发了一个可以在二维和三维界面上观察种植体并模拟植入的软件。正如Verstreken教授等所描述的[29]，使用Nobel或其他类似品牌的软件，可以准确地确定穿颧种植体的植入位置、可利用的骨量，并就位修复体。优势在于可以在术前对种植体的长度进行测量，了解手术区域的骨条件，并选择最佳的手术位点。这些都将在另一章进行详细阐述。

外科术式

1997年，最初的手术方案包括以下内容：

在上颌骨牙槽嵴偏腭侧切开后，软组织翻瓣术野范围至颧骨水平，在暴露的上颌窦壁上开一个小窗口，窗口的大小可以允许工具对上颌窦膜进行推动即可，使用4种不同的钻针，在第一前磨牙或者第二前磨牙牙槽嵴区域建立颧骨种植体的植入路径。然后，将自攻型根端的颧骨种植体植入并到达颧骨的皮质骨层，以实现良好的初期稳定性。这一方案即为上颌窦内路径颧骨种植体。Petruson教授[30]使用鼻窦镜检查后发表了15个病例报告，表明并不会有系统性并发症鼻窦炎的发生，鼻窦可以保持健康。Davó教授等[31]进一步证实了这一研究结果。种植体的颈部被覆盖螺丝完全覆盖在软组织下。6个月后，进行二期手术，重新切开软组织，安装基台，就位修复体。很多医生都遵循这种二阶段手术流程，且成功率达100%[32-33]。

随着时间的推移，人们对上颌窦的解剖结构有了更好的理解和领悟[22]，并不断努力和改进着修复体的最终修复效果。除此之外，进行了对手术方案的初步修改[34-36]，使颧骨种植体更多地穿出在上颌窦的外部位置（意味着种植体不再需要进入上颌窦内）[37]。采用上颌窦外路径，避免进入上颌窦的同时，更容易进行修复体重建。避免进入上颌窦大大减少了鼻窦炎的问题，因为鼻窦炎严重的时候可能会导致口腔与上颌窦的瘘道，一旦发生则需要取出颧骨种植体。所有的新技术及手术相关的解剖标志将在本书的其他章节中得以阐明。

与手术技术改进相关的，有一篇论文[26-27]，经过对有限元模型的分析，证明在种植体周围保留一些颊侧骨对减少颧骨种植体的咀嚼负载是非常重要的。

四穿颧种植体的开发和实现得益于影像学技术的发展，特别是Nobel的临床程序，能够在二维和三维影像中定位种植体。Van Steenberghe教授等[20]发表了一个使用尸体头部进行的研究报告，结果表明人体的颧骨前后宽度需要20mm的条件下，可以允许左右两侧各植入2颗颧骨种植体。尽管这种手术更复杂，但有越来越多的患者还是接受了四穿颧种植体，因为这一手术彻底地提升了患者们的生活质量[17]。

修复体

自即刻负重方案成功应用于颧骨种植体以来，手术当天医生便可为患者戴上一个临时修复体。这种修复体由丙烯酸制成，也可以用于可摘局部义齿修复体。4个月后，一个由钛金属支架、树脂牙或烤瓷牙制成的修复体将被安置到种植体上，也有一些医生喜欢可拆卸式的修复体，通过杆卡及螺丝固定在种植体上。

文献综述

1997年之后的几年里，大多数关于颧骨的出版物都在谈论颧骨骨折和微型钢板。2000年，Stevenson教授等[38]和Higuchi教授[39]发表了第一篇关于全口无牙颌患者的穿颧种植体论文。如今，PubMed/Medline上有400多篇相关论文，包括病例回顾和综合分析。其中有一些病例专注于手术步骤[40]，还有一些则针对步骤做出了综合分析。但手术步骤是否标准，经常难以界定，并有可能产生一定误导。对于读者来说，这些病例回顾的好处是汇集了很多文章，单独读这些文章可能会很乏味。但是，这些病例是对医学的循证和牙科技术的总结吗？例如，虽然病例报告经常未包括在内，但描述了罕见且有显著并发症的情况，应在对并发症的研究中予以更多关注。此外，一项系统性的研究报告使用了751篇摘要[41]，其中313篇摘要入选，并构成了42篇论文的全文。根据入选标准，42篇论文中只有25篇被纳入最终评审。这25篇论文是否对方法和结果进行了真实的统计分析呢？值得注意的是，如果入选标准是附有10年的随访，那么只有一篇论文符合这个标准[42]。这篇唯一的论文是可信的和有代表性的吗？

本章作者对以上都做出了分析。2013年4月，Sharma和Rahul教授[40]在PubMed搜索后对颧骨种植体进行了系统的回顾，但仅有英文版本。没有关于被评审论文的编号信息，也没有关于标准与非标准界定的描述。作者阐述了颧骨种植体的设计、手术的注意事项和最终修复体的完成。他们的结论是穿颧种植将是一项具有远大前景的牙科种植技术。

2012年，Candel-Marti教授等[43]研究了相关治疗适应证、患者数量、种植体数量、种植体长度和直径、手术技巧、最终修复体、成功率、并发症和患者满意度。尽管摘要中没有提及被审查论文的序号，本章作者也找不到1987年发表的论文，但其中包括了16项研究中大量的颧种植体病例（1987—2010年，486名患者植入了941颗颧骨种植体）。作者得出结论，颧骨种植体具有较高的成功率（延迟负重成功率为89%～100%，即刻负重成功率为96.37%～100%），可以为上颌骨萎缩病例提供良好的治疗。

2013年，Esposito和Worthington教授[44]提出了一个具有挑战性的问题：通过研究发现，没有任何有力证据表明，在治疗上颌骨萎缩患者时，穿颧种植手术方案优于其他手术方案，例如上颌窦提升手术方案和骨增量手术方案。

2014年，Goiato教授等发表了一篇系统的研究论文，评估了在2000—2012年对颧骨种植体存活率进行的临床回访。通过搜索数据库中的751个病例，只有25个被认为与他们的研究相关，共计1541颗颧骨种植体，有33颗种植体被移除。失败的病例通常发生在种植体植入的第1年，并与反复发作的急慢性鼻窦炎有关。然而，随后3年的术后回访发现，种植体的成功率为97.86%。

2015年，王教授等[45]发表了一篇针对四穿颧种植体应用的论文。据作者了解，这是唯一一篇关于四穿颧种植体的研究资料。以种植体的存活率为评估的主要标准，并考察了术后并发症的情况及修复后患者生活质量的变化。种植体的平均存活率为96.7%，作者得出结论：对于严重萎缩性上颌骨，四穿颧种植体提供了可靠的治疗方案。

2017年，Tuminelli教授等[46]针对即刻负重种植体的存活率、修复体的成功率和潜在并发症进行了系统评估。从236个病例报告中，选取了38个做了评审，结论是：在治疗重度上颌骨萎缩的病例中，即刻负重效果比延期负重更值得信赖。

2018年，Aboul-Hosn Centenero教授等[47]发表了一篇论文，他们将前牙区2颗穿颧种植体联合标准种植体的存活率与四穿颧种植体的存活率做了比较。这是第一篇直接比较两种手术方案的论文，显示两种方案在种植体存活率方面没有差异。

关于穿颧种植体的并发症，有2篇相关论文被发表过。Chrcanovic教授等于2013年首次发表了关于并发症的研究结果，随后又于2016年进行了全面更新[48-49]。主要研究了半口或全口无牙颌、接受过癌症切除手术的颧骨种植体患者。通过临床试验、横向对比、纵向研究、病例以及系列病例研究后发现，整颗种植体的脱落通常意味着种植的失败。1414项记录中有68项纳入了定性和定量分析。这68项记录显示一共在2161名患者口中植入了4556颗颧骨种植体，共有103颗种植体失败。

具体结果如下：

（1）12年间累计种植体存活率为95.21%。

（2）大多数种植体脱落发生在术后6个月内。

（3）部分研究（n=26）显示即刻负重种植体的失败率低于延迟负重种植体的失败率（n=34）（P=0.003）。

（4）颧骨种植体在上颌骨切除术的患者中（n=5）显示了较低的种植体存活率。

（5）颧骨种植体的术后并发症包括：

①鼻窦炎：2.4%［95%可信区间（CI），1.8～3.0］。尽管症状可能很早就出现，但在种植体植入很久后才会被觉察到。

②软组织感染：2.0%（95%CI，1.2～2.8）。

③感觉异常：1.0%（95%CI，0.5～1.4）。

④口腔瘘管：0.4%（95%CI，0.1～0.6）。

然而，并发症可能被低估了，因为许多研究没有提到这些并发症的发生率。

Chrcanovic教授等得出结论：颧骨种植体在5年内有很高的存活率，很少有并发症的出现。

2016年，Molinero-Mourelle教授等[50]，通过PubMed搜索和人工检索了455项研究报告，最终选择了14篇文章进行了进一步深入审查。尽管严格地将病例报告排除在外，但本次审查的优势在于，审查了并发症，并证明发生率相当低。虽然并发症的发生率和种类会受到手术方案的影响，但鼻窦炎被认为是最常见的并发症，患病率为3.9%。还有在双侧植入的情况下，鼻窦炎可能只影响一个鼻窦而不是两个。

骨结合失败的种植体出现频率为2.9%。骨结合失败的原因可能是由于颧骨种植体植入速度过快、种植体周围骨组织过热、感染、骨量/体积不足、缺乏初期稳定性或不正确的即刻负重方式。局部感染的患病率为4%。口腔与上颌窦瘘道的发生率为2%，感觉异常的发生率为1.6%。

研究者很少提到肿胀，因为此现象似乎是种植体植入的常见并发症，通常会自己消失而不产生任何后果。然而，还需要注意的是，唇部组织撕裂（发生率为3.9%），可能是由于钻孔过程中缺乏保护，资料中的相关记录较少。

随机研究

正如Esposito和Worthington教授在2013年所指出[44]，需要尽快进行颧骨种植的随机研究。2014年他们建议，比较颧骨种植体联合标准种植体的手术方案和四穿颧种植加上颌窦提升手术方案，在治疗上颌骨严重萎缩的优势及成功率。

这项研究由Esposito教授等[51]在联合研究中心对4个月的研究结果进行了报道（由Esposito教授），然后又对12个月的研究结果进行了报道（由Davó教授等）。结果表明，尽管在颧骨种植中出现了较多的并发症，但由于颧骨种植的种植体和修复体失败较少，因此在种植体存活率方面，颧骨种植的结果更有利。当然，需要更长时间随访结果的支撑，但已经确定除了在术后的第1个月有鼻窦炎以外，都没有发生其他的并发症。因此，可以期待颧骨种植的预期效果将随着时间的推移而逐步实现[52]。

结论

在过去的20年里，由P-I Brånemark教授提出的穿颧种植理念得到了广泛发展，用于全口无牙颌及上颌骨缺损的患者，随着人们生活质量的提高和手术成本的降低，所需的手术步骤和修复流程更简便[53]，今天已然被认为是上颌骨严重萎缩的首选治疗方法。科学证实该技术可靠且可控，对于临床医生来说，出色的专业知识和良好的三维解剖学知识，以及对上颌窦生理学和修复体重建生物力学的出色理解是必要的。尽管颧骨种植体与标准种植体享有同样的外六角修复平台，但是其锚固原理是完全不同的。颧骨种植体的初期稳定性必不可少，而建立稳定的咬合关系则是治疗成功的关键因素。随着外科手术导板和实时导航技术的发展，未来还可能会有更大的改进。

参考文献

[1] Cawood JI, Howell RA. A classification of the edentulous jaws. Int J Oral Maxillofac Surg. 1988;17:232–6.

[2] Lekholm U, Zarb GA. Patient selection and preparation. In: Brånemark PI, Zarb GA, Albrektsson T, editors. Tissue-integrated prosthesis. Chicago, IL: Quintessence Publishing; 1985. p. 201–2.

[3] Breine U, Brånemark PI. Reconstruction of the alveolar jawbone. An experimental and clinical study of immediate and preformed autologous bone grafts in combination with osseointegrated implants. Scand J Plast Reconstr Surg. 1980;14:23–48.

[4] Calandriello R, Tomatis M. Simplified treatment of the atrophic posterior maxilla via immediate/early function and tilted implants: a prospective 1-year clinical study. Clin Implant Dent Relat Res. 2005;7(Suppl 1):S1–12.

[5] Balshi TJ, Wolfinger GJ, Slauch RW, Balshi SF. Brånemark system implant lengths in the pterygomaxillary region: a retrospective comparison. Implant Dent. 2013;22(6):610–2.

[6] Renouard F, Nisand D. Short implants in the severely resorbed maxilla: a 2-year retrospective clinical study. Clin Implant Dent Relat Res. 2005;7(Suppl 1):S104–10.

[7] Boyne PJ, James RA. Grafting of the maxillary sinus floor with autogenous marrow and bone. J Oral Surg. 1980;38:613–6.

[8] Nyström E, Nilson H, Gunne J, Lundgren S. Reconstruction of the atrophic maxilla with interpositional bone grafting/Le fort I osteotomy and endosteal implants: a 11-16 year follow-up. Int J Oral Maxillofac Surg. 2009 Jan;38(1):1–6.

[9] Winkler S, Morris HF, Ochi S. Implant survival to 36 months as related to length and diameter. Ann Periodontol. 2000;5:22–31.

[10] Parel SM, Brånemark PI, Ohrnell LO, Svensson B. Remote implant anchorage for the rehabilitation of maxillary defects. J Prosthet Dent. 2001;86:377–81.

[11] Landes CA, Paffrath C, Koehler C, Thai VD, Stubinger S, Sader R, Lauer HC, Piwowarczyk A. Zygoma implants for midfacial prosthetic rehabilitation using telescopes: 9-year follow-up. Int J Prosthodont. 2009;22:20–32.

[12] Brånemark PI, Gröndahl K, Öhrnell LO, et al. Zygoma fixture in the management of advanced atrophy of the maxilla: technique and long-term results. Scand J Plast Reconstr Surg Hand Surg. 2004;38:70–85.

[13] Hirsch JM, Ohrnell LO, Henry PJ, Andreasson L, Brånemark PI, Chiapasco M, Gynther G, Finne K, Higuchi KW, Isaksson S, Kahnberg KE, Malevez C, Neukam FW, Sevetz E, Urgell JP, Widmark G, Bolind P. A clinical evaluation of the Zygoma fixture: one year of follow-up at 16 clinics. J Oral Maxillofac Surg. 2004;62(9 Suppl 2):22.

[14] Kahnberg KE, Henry PJ, Hirsch JM, Ohrnell LO, Andreasson L, Brånemark PI, Chiapasco M, Gynther G, Finne K, Higuchi KW, Isaksson S, Malevez C, Neukam FW, Sevetz E Jr, Urgell JP, Widmark G, Bolind P. Clinical evaluation of the zygoma implant: 3- year follow-up at 16 clinics. J Oral Maxillofac Surg. 2007;65:2033–8.

[15] Aparicio C, Manresa C, Francisco K, et al. Zygomatic implants placed using the zygomatic anatomy-guided approach versus the classical technique: a proposed system to report rhinosinusitis diagnosis. Clin Implant Dent Relat Res. 2014;16:627–42.

[16] Chow J, Hui E, Lee PK, Li W. Zygomatic implants—protocol for immediate occlusal loading: a preliminary report. J Oral Maxillofac Surg. 2006;64:804–11.

[17] Davó R, Pons O. 5-year outcome of cross-arch prostheses supported by four immediately loaded zygomatic implants: a prospective case series. Eur J Oral Implantol. 2015;8:169–74.

[18] Stiévenart M, Malevez C. Rehabilitation of totally atrophied maxilla by means of four zygomatic implants and fixed prosthesis: a 6-40-month follow-up. Int J Oral Maxillofac Surg. 2010;39(4):358–63.

[19] Nkenke E, Vairaktaris E, Kramer M, Schlegel A, Holst A, Hirschfelder U, Wiltfang J, Neukam F, Stamminger M. Anatomic site evaluation of the zygomatic bone for dental implant placement. Oral Maxillofac Surg. 2008;12:5–12.

[20] Van Steenberghe D, Malevez C, Van Cleynenbreugel J, et al. Accuracy of drilling guides for transfer from three-dimensional CT-based planning to placement of zygoma implants in human cadavers. Clin Oral Implants Res. 2003;14:131–6.

[21] Rossi M, Duarte LR, Mendonça R, Fernandes A. Anatomical bases for the insertion of zygomatic implants. Clin Implant Dent Relat Res. 2008;10(4):271–5.

[22] Aparicio C, Manresa C, Francisco K, Claros P, Alández J, González-Martín O, Albrektsson T. Zygomatic implants: indications, techniques and outcomes, and the zygomatic success code. Periodontol. 2014;66(1):41–58.

[23] Prado FB, Noritomi PY, Freire AR, Rossi AC, Neto FH, Caria PHF. Stress distribution in human zygomatic pillar using three dimensional finite element analysis. Int J Morphol. 2013;31:1386–1.

[24] Prado FB, Freire AR, Rossi AC, Ledogar JA Smith AL, Dechow PC, Strait DS, Voigt T, Ross CF. Review of in

vivo bone Strai studies and finite element models of the Zygomatic complex in humans and non human primates: implications for clinical research and practice. Anat Rec. 2016;299(12):1753–78.

[25] Brunski JB. Biomechanical aspects of tilted regular and zygoma implants. In: Aparicio C, editor. Zygomatic implants: the anatomy-guided approach: Quintessence Publishing Co Ltd. London; UK. 2012. p. 25–45.

[26] Freedman M, Ring M, Stassen LF. Effect of alveolar bone support on zygomatic implants: a finite element analysis study. Int J Oral Maxillofac Surg. 2013;42:671–6.

[27] Freedman M, Ring M, Stassen LF. Effect of alveolar bone support on zygomatic implants in an extra-sinus position--a finite element analysis study. Int J Oral Maxillofac Surg. 2015;44:785–90.

[28] Wen H, Weihua G, Liang R, Xiang L, Long G, Wang T, Deng M, Tian W. Finite element analysis of three zygomatic implant techniques for the severely atrophic edentulous maxilla. J Prosthet Dent. 2014;111(3):203–15.

[29] Verstreken K, Van Cleynenbreugel J, Martens K, Marchal G, van Steenberghe D, Suetens P. An image-guided planning system for endosseous oral implants. IEEE Trans Med Imaging. 1998;17:842–52.

[30] Petruson B. Sinuscopy in patients with titanium implants in the nose and sinuses. Scand J Plast Reconstr Surg. 2004;38:86–93.

[31] Davó R, Malevez C, López-Orellana C, Pastor-Beviá F, Rojas J. Sinus reactions to immediately loaded zygoma implants: a clinical and radiological study. Eur J Oral Implantol. 2008;1(1):53–60.

[32] Malevez C, Abarca M, Durdu F, Daelemans P. Clinical outcome of 103 consecutive zygomatic implants: a 6-48 months follow-up study. Clin Oral Implants Res. 2004;15:18–22.

[33] Bedrossian E, Stumpel L 3rd, Beckely ML, Indresano T. The zygomatic implant: preliminary data on treatment of severely resorbed maxillae. A clinical report. Int J Oral Maxillofac Implants. 2002;17(6):861–5.

[34] Ferrara ED, Stella JP. Restoration of the edentulous maxilla: the case for the zygomatic implants. J Oral Maxillofac Surg. 2004;62:1418–22.

[35] Aparicio C, Ouazzani W, Aparicio A, Fortes V, Muela R, Pascual A, Codesal M, Barluenga N, Manresa C, Franch M. Extrasinus zygomatic implants: three year experience from a new surgical approach for patients with pronounced buccal concavities in the edentulous maxilla. Clin Implant Dent Relat Res. 2010;12(1):55–61.

[36] Malo P, Nobre Mde A, Lopes I. A new approach to rehabilitate the severely atrophic maxilla using extramaxillary anchored implants in immediate function: a pilot study. J Prosthet Dent. 2008;100:354–66.

[37] Chow J, Wat P, Hui E, Lee P, Li W. A new method to eliminate the risk of maxillary sinusitis with zygomatic implants. Int J Oral Maxillofac Implants. 2010;25(6):1233–40.

[38] Stevenson AR, Austin BW. Zygomatic fixtures--the Sydney experience. Ann R Australas Coll Dent Surg. 2000;15:337–9.

[39] Higuchi KW. The zygomaticus fixture: an alternative approach for implant anchorage in the posterior maxilla. Ann R Australas Coll Dent Surg. 2000;15:28–33.

[40] Sharma A, Rahul GR. Zygomatic implants/fixture: a systematic review. J Oral Implantol. 2013;39(2):215–24.

[41] Goiato MC, Pellizzer EP, Moreno A, Gennari-Filho H, dos Santos DM, Santiago JF Jr, dos santos EG. Implants in the zygomatic bone for maxillary prosthetic rehabilitation: a systematic review. Int J Oral Maxillofac Surg. 2014;43(6):748–57.

[42] Aparicio C, Manresa C, Francisco K, Ouazzani W, Claros P, Potau JM, Aparicio A. The long-term use of zygomatic implants: a 10-year clinical and radiographic report. Clin Implant Dent Relat Res. 2014;16(3):447–59.

[43] Candel-Marti E, Carillo-Garcia C, Penarrocha-Diago M. Rehabilitation of atrophic posterior maxilla with zygomatic implants: review. J Oral Implantol. 2012;38(5):653–7.

[44] Esposito M, Worthington HV. Interventions for replacing missing teeth: dental implants in zygomatic bone for the rehabilitation of the severely deficient edentulous maxilla. Cochrane Database Syst Rev. 2013;9:CD004151. Eur J Oral Implantol. 2014 Summer;7 Suppl 2:S91–109.

[45] Wang F, Monje A, Lin GH, et al. Reliability of four zygomatic implant-supported prostheses for the rehabilitation of the atrophic maxilla: a systematic review. Int J Oral Maxillofac Implants. 2015;30:293–8.

[46] Tuminelli FJ, Walter LR, Neugarten J, Bedrossian E. Immediate loading of zygomatic implants: a systematic review of implant survival, prosthesis survival and potential complications. Eur J Oral Implantol. 2017;10(Suppl1):79–87.

[47] Aboul-Hosn Centenero S, Lazaro A, Giralt-Hernando M, Hernandez-Alfaro F. Zygoma quad compared with 2 zygomatic implants: a systematic review and meta-analysis. Implant Dent. 2018;27(2):246–53.

[48] Chrcanovic BR, Abreu MH. Survival and complications of zygomatic implants: a systematic review. Oral Maxillofac Surg. 2013;17:81–93.

[49] Chrcanovic B, Albrektsson T, Wennerberg A. Survival and complications of zygomatic implants: an updated systematic review. J Oral Maxillofac Surg. 2016;75(10):81–93.

[50] Molinero-Mourelle P, Baca-Gonzalez L, Gao B, Saez Alcaide LM, Helm A, Lopez-Quiles J. Surgical complications in zygomatic implants: a systematic review. Med Oral Patol Oral Cir Bucal. 2016;21(6):e751–7.

[51] Esposito M, Davo R, Marti-Pages C, Ferrer-Fuertes A, Barausse C, Pistilli R, Ippolito DR, Felice P. Immediately loaded zygomatic implants versus conventional dental implants in augmented atrophic maxillae: 4 months post-loading results from a multicentre randomised controlled trials. Eur J Oral Implantol. 2018;11(1):11–28.

[52] Davo R, Felice P, Pistilli R, Barausse C, Marti-Pages C, Ferrer-fuertes, Ippolito DR, Esposito M. Immediately loaded zygomatic implants vs conventional dental implants in augmented atrophic maxillae: 1 year post-loading results from a multicentre randomised controlled trial. Eur J Oral Implantol. 2018;11(2):145–61.

[53] Malevez C. The zygoma concept for the totally edentulous patient. Proceedings of the P-I Brånemark memorial symposium. Stockholm: Edit Daniel van Steenberghe; 2015. p. 99–107.

第3章　穿颧种植体的影像学诊断

Bernard Koong

正确地植入穿颧种植体，最基本的术前影像诊断是必不可少的。众所周知，早期的二维X线曲面断层片及全景X线片有一定的技术局限性，不足以精准规划穿颧种植体的植入路径。如今，容积成像技术在牙槽骨种植体设计规划中已被广泛接受[1-7]，在穿颧种植体的应用中甚至更加关键。在设计穿颧种植体的位置和方向上，容积成像技术的三维效果优势明显，采集的数据还可以用于手术的虚拟植入并制作外科手术数字化导板[2,4-5,7-8]。术前使用二维或全景X线片鉴别诊断上颌骨–颧骨复合体区域的相关疾病时，通常成像不清晰，并很可能误诊。

容积成像模式

CBCT使用锥形或发散的锥形X线束。由旋转机架对面的区域探测器进行多次连续投照[1,9-10]。这种模式的另一个术语叫作锥形束容积断层摄影术。

多层螺旋CT（MDCT）采用平行的扇形X线束围绕患者螺旋旋转。另一个与固体探测器关联的平行光管减少散射光子。

影像质量

CBCT的一个优点是可以获得高分辨率的影像。一部分扫描仪的CBCT设备能达到各方向相同的三维体素，最小的可以达到0.076mm[1-2,10]。然而，极高的分辨率仅限于小的视野（FOV）扫描。而穿颧种植体的规划设计需要更大的FOV，通常体素要大于0.076mm，与MDCT接近。

除此之外，CBCT图像清晰，在实践范围中应用广泛，可能仅次于MDCT[11]。与MDCT相比，口面CBCT更容易受到干扰，影响图像质量，包括：

- 噪音
  - 与MDCT相比，噪音增加会影响图像清晰度。扫描仪的康普顿散射量与X线束内[1,9]组织的体积成正比，而颧骨种植体的扫描需要相对较大的FOV。
- 信噪比
  - CBCT扫描具有较低的信噪比[1,9-10,12]，而

B. Koong (✉)

Department of Oral and Maxillofacial Radiologist, Envision Medical Imaging, Wembley, WA, Australia

University of Western Australia, Perth, WA, Australia

© Springer Nature Switzerland AG 2020

J. Chow (ed.), *Zygomatic Implants*, https://doi.org/10.1007/978-3-030-29264-5_3

MDCT较高的信噪比[1,8,11]则更有助于成像的清晰度。

- 射线束硬化
  - 这是口面CBCT的常见问题[1,3,9–10,12–13]，通常口面MDCT没有此类问题。该现象导致条纹的出现（图3.1和图3.2），降低了图像质量，而射线束硬化的程度与患者的头部大小及密度有关[1]。

- 运动伪影
  - 因为扫描的时间较MDCT更长，所以这是CBCT中的普遍问题。虽然可以选择较短的扫描时间以减少运动伪影[9,13]，但会降低成像质量。
  - 此外，绝大多数口面CBCT扫描是在患者保持直立时，头部是在各种设备固定的情况下进行的。而MDCT扫描时，患者处于仰卧位，头躺在手术台上，便于患者保持静止。

- 锥束效应
  - CBCT影像的边缘会有更多失真，条纹伪影和信号干扰[9–10]，当颧骨位于FOV周围时，

特别是FOV较小而患者体型较大时，就会出现这个问题。MDCT没有类似问题。

当以上情况更严重或这些因素同时存在时，CBCT的图像质量会下降，容易影响特定区域扫描的准确性。因此，应该考虑这些因素的潜在影响。一般对于体型较大和/或在直立状态下保持静止有困难的人来说，通常会导致口面CBCT扫描图像质量不佳。因此，在考虑这些因素后选择最佳模式是非常重要的。同时，CBCT采集后对图像质量的评估也很重要。

金属修复体在CBCT和MDCT拍摄过程中都会产生伪影。这些口内的余留修复，尽管通常仅局限于牙槽骨区域，但可能会模糊关键结构。为了减少金属伪影，各种技术/程序被开发出来，并且每种技术/程序在不同程度上有不同的成功率。对于上颌无牙颌的穿颧种植来说，这不是一个问题。然而，在某些情况下，可能会有残余患牙计划拔除，特别是那些修复体延伸到颈部的患牙或者带有桩核的修复体。针对这些病例，可以考虑进行预成像拔除，以提高图像质量，更有助于准确地规划种植体。

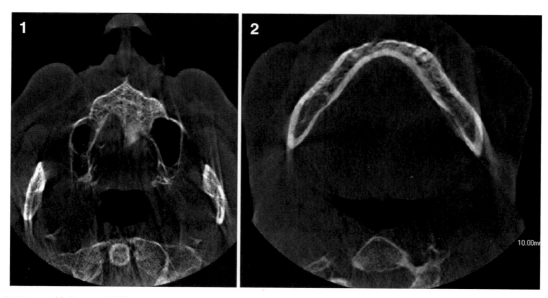

图3.1和图3.2　轴向CBCT影像显示不透明的条纹状射线束硬化伪影。

线性测量的精度

CBCT和MDCT的线性尺寸（长度超过牙齿）都已被证明在1mm以内[14-16]。然而，这些研究是在理想条件下进行的，必须考虑其他因素对影像质量的影响（在前文"影像质量"一节中讨论过）。此外，穿颧手术所需要的观察视野相对较大，应该考虑更大的误差范围，这一点使用CBCT时尤为重要。当使用容积成像进行计算机植入设计时，也应该注意，因为这些可能会受到所选对话框宽度及水平的影响。

骨密度测量

MDCT以校准后的灰度级（Hounsfield单位/CT单位）为基础，可以测量身体组织的相对密度。相反，CBCT的灰度值无法准确量化[4,10,13,17-20]。然而，通过检测松质骨、皮质骨的结构及厚度，MDCT与CBCT都可以用来评估骨密度和质量。

软组织

CBCT不能很好地反应软组织的情况，与MDCT相比，影像的分辨率相对较低[1-3,5,8-10,17,21]。CBCT的清晰度基本上仅限于硬组织结构[2,8,10,21-22]。MDCT具有较高的对比度分辨率，能够区分1%密度差的组织[1,8-9]。尽管MRI或超声影像也可以检查软组织结构，但在某些临床病例中，MDCT显然可以更好地检查软组织（图3.17、图3.23和图3.24）。相比之下，CBCT只能显示软组织-空气相交区域，不能完全排除软组织病变的存在。使用MDCT与静脉造影剂可以进一步检查病变组织，这在某些病例中至关重要[1,8-9]。

辐射剂量水平

口腔CBCT扫描比MDCT扫描让患者所承受的辐射剂量更低[3,8-9,17,20-23]。但不是所有的CBCT扫描辐射都低于MDCT，根据论文报告显示，CBCT的辐射剂量范围很大，为 $5\sim1073\mu Sv$[1,9,17,20,23-26]。相比之下，MDCT的有效辐射剂量范围为 $280\sim1410\mu Sv$[1,20,23,25-26]。因此，很明显，CBCT辐射剂量水平可以相对较小，但根据品牌不同辐射剂量也有可能高于MDCT[1,27]。CBCT剂量取决于扫描类型和所采用的扫描方案[1,3,20,24-25]，而MDCT这方面就更强大、更灵活。虽然不同类型的MDCT扫描仪之间存在一些差异，但随着成像模式的改变，很大程度上影响辐射剂量的高低[1]。然而，很难将不同的CBCT设备及不同的MDCT成像模式[1,17,21-22,27]放在一起进行比较。

一些CBCT设备将多个小的FOV扫描探测器拼接在一起，以获得更大的FOV。这会导致辐射剂量增加[9-10]，所以通常不建议在设计穿颧种植时使用。在大多数情况下，单次大的FOV CBCT扫描或MDCT扫描设备更适合获取穿颧手术影像。

相关解剖结构

颧骨

颧骨是颅骨中较不规则的骨骼之一。颧骨的形态，特别是主体的形状，与穿颧种植体的植入息息相关。如同许多其他骨骼一样，在形态上的变化和走向只有通过术前的容积成像来识别。值得注意的是，颧骨的形态和体积（图3.3～图3.6）的变化，可能是不对称的（图3.7和图3.8）。毋庸置疑，相对复杂的骨骼形态是无法通过二维射线片来完全识别的。

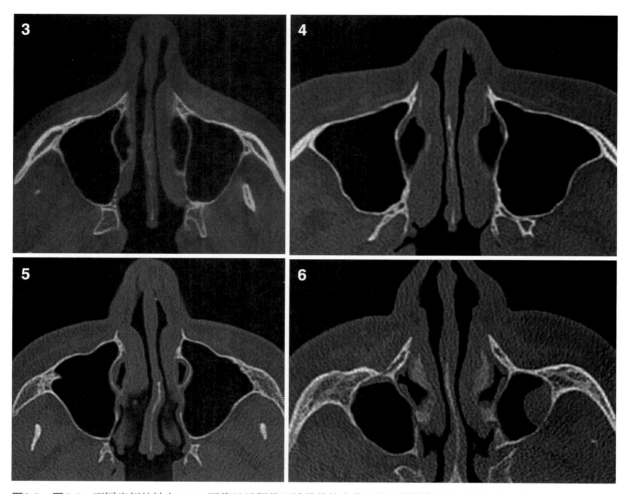

图3.3 ~ 图3.6 不同病例的轴向MDCT图像显示颧骨区域骨量的变化以及上颌骨颧骨突不同程度的气化和骨吸收。

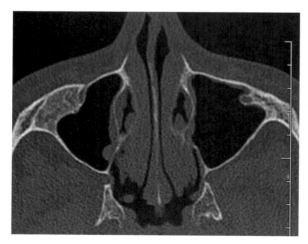

图3.7 轴向MDCT图像显示颧骨区域的骨体积不对称，右上颌颧突的骨吸收不明显。

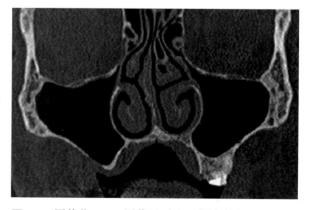

图3.8 冠状位MDCT图像显示左上颌窦外侧壁有上牙槽神经血管沟。颧骨突存在不对称的上颌窦骨吸收，颧骨区域的骨量也不对称。注意萎缩的右上颌骨牙槽峰的最小骨量，右上颌窦底局部不连续，可能存在黏膜粘连。上颌窦结构清晰。眶下管位于上颌窦顶部（眶底）。骨性鼻中隔偏斜，向右凸。

上颌窦

成对的上颌窦是鼻窦中最大的空腔。由于颧骨种植体将被植入于其前方和外侧，这些鼻窦的形态和健康状况是非常重要的。

上颌窦本体上是呈尖端向外的金字塔形，内侧壁（鼻腔的外侧壁）代表底部和上颌骨颧突的顶端。这些鼻窦在大小和形态上有很大的差异，通常是不对称的。牙槽突（牙槽凹陷）、腭突（腭凹陷）、上颌骨颧突（颧骨凹陷）（图3.3~图3.8）和眶下凹陷的气化程度也有很大差异。颧骨隐窝的突出影响颧骨区域的可用植入骨量。

眶下管位于上颌窦顶部（眶底），在窦部形成一个嵴（图3.8），延伸至眶缘下方的前壁。神经血管沟也可见于窦壁，尤其与前、中、后上牙槽动脉/神经有关。值得注意的是，中部和后部上牙槽管/凹槽（图3.8）可能与种植手术中窦壁开窗的预备有关。在影像扫描时这些沟槽通常能够很好地显示。

窦口鼻道复合体（窦口鼻道区域）是一个新的解剖概念，由享有共同通道的结构组成，促进空气在上颌窦、筛泡、额窦和中鼻道之间的流动与引流（图3.9）。上颌窦的引流是通过上颌窦开口，从漏斗部进入中鼻道的半月裂孔。上颌窦开口位于窦内侧壁的上侧面。漏斗部是连接上颌窦口、筛泡和半月裂孔的共同通道。半月裂孔是筛泡（筛骨泡）与钩突游离缘之间的水平区域。筛泡是位于半月裂孔上方最大的筛窦气体细胞。筛骨钩突是形成半月裂孔前边界的镰刀状突起。

有许多与窦口鼻道复合体相关的解剖变异，其中一些可能导致引流通路变窄。其中包括Haller（眶下）气囊（筛骨气囊沿眶底内侧的横向延伸）（图3.10和图3.11）、增大的筛骨大泡、泡状鼻甲（图3.11），扩大或扭曲的钩突。偏斜的鼻中隔（图3.8和图3.11）或反向的中鼻甲也可能影响引流通道。

鼻内镜手术（FESS）是一种旨在恢复正常通气和引流的鼻腔上颌窦手术。虽然有其他适应证，但FESS常用于复发性或慢性鼻窦炎的手术治疗。它通常包括去除钩突，打开筛泡和Haller（眶下）气囊，以及上颌-唇内侧壁的上颌窦口造口（图3.12）。应该注意的是，副内侧壁开口并不少见，有时可能类似于内侧壁窦口。

图3.9 冠状位MDCT图像显示双侧清晰的上颌窦开口、漏斗部、半月裂孔和中鼻道。注意双侧上颌窦内炎症后黏膜组织增厚。

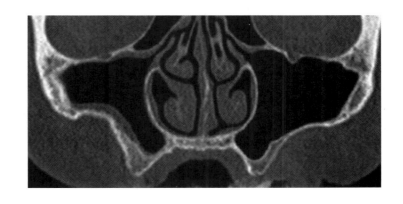

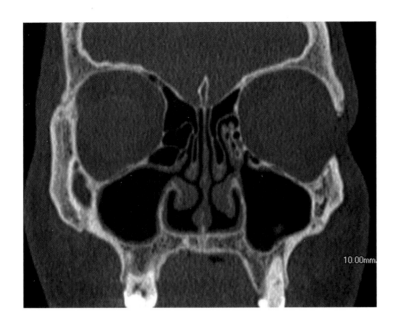

图3.10　冠状位MDCT图像显示右侧Haller（眶下）气囊阻塞了开口。注意紧邻下方的未闭合副开口（下鼻甲外侧上方）。

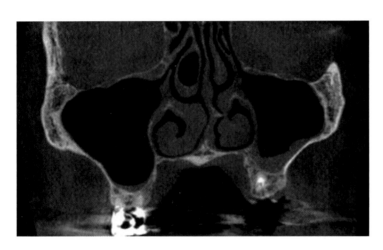

图3.11　冠状位MDCT图像显示右侧泡状鼻甲和不透明的右侧小Haller（眶下）气囊。开口和漏斗通畅。可见骨性鼻中隔向左偏移，伴有轻度下鼻部狭窄。

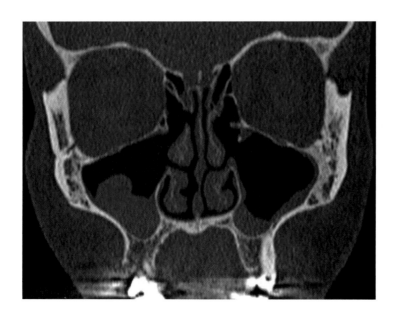

图3.12　冠状位MDCT图像显示广泛开放的双侧上颌内侧壁上颌窦口。双侧钩切除术和部分筛窦切除术效果也很明显。下面可见上颌窦内分叶状黏膜增厚，右侧更突出，残余炎症变化导致浅液面。鼻中线处于中间位置。

上颌牙槽突

　　由于牙槽骨萎缩，上颌窦底骨量不足，进行颧骨种植的患者表现出没有足够的上颌牙槽骨骨量（图3.8）。这些患者通常是没有牙齿的。当有局部残余牙时，常伴有明显的牙槽骨炎症。上颌骨的形态和体积受这些条件的影响。此外，上颌窦的牙槽隐窝突起变化较大，也影响可用植入骨量。切牙管的位置和大小在颧骨种植体的放置中通常并不重要。然而，重要的是要注意这些通路的巨大解剖变化。

相关病理

　　讨论哪些可能影响上颌骨–颧复合体与穿颧种植体的解剖条件超出了本章的范围。从诊断成像的角度来看，彻底评估所有扫描半径/视野中所包括的结构是至关重要的[8,10,20,28-30]。容积成像数据的解读不同于二维射线影像的解读，需要更强大的知识储备，特别是当口面结构区域较大时。背景知识包括相关的放射解剖学、口面部病理学、病理的放射学特征，并要对所使用技术的局限性有全面了解。事实证明使用CBCT识别病灶对于牙医来说具有很大的挑

战性[31]，因此建议由专门受过培训的人来判读CBCT影像[3,20,28-30]。穿颧种植的扫描包括几个额外的头颈部结构，例如鼻旁窦、咽、颅底和颈椎。当负责扫描的临床医生不能完整准确评估CBCT或MDCT数据时，谨慎起见还是要请有相关技能的放射科医生来完成这项工作。

　　评估颧骨和上颌骨，包括上颌突和鼻窦的诊断结果，对规划颧骨种植体具有特别重要的意义。

　　牙槽骨萎缩分为牙源性萎缩和非牙源性萎缩，其中炎症性牙槽骨萎缩最为常见。伴随萎缩的残余牙槽嵴，切牙管的开孔下面多见增宽，可能与义齿的软组织萎缩和压力有关，也可能与鼻腭管囊肿有关。

　　颧骨内或邻近的病理也需要鉴别（图3.13和图3.14）。

　　上颌窦的健康与否也与颧骨种植的设计有关。本章中不会讨论相关的鼻窦疾病。这些疾病包括黏液潴留囊肿、鼻窦骨瘤、急性和慢性鼻窦炎（图3.15和图3.16）、无症状鼻窦综合征、真菌性鼻窦炎（图3.17和图3.18）、鼻窦黏液囊肿（图3.19和图3.20）、鼻窦真菌瘤、窦鼻息肉（图3.21和图3.22）、鼻窦肉芽炎、结节病、良恶性肿瘤和鼻窦乳头状瘤。鼻窦疾病的

图3.13　轴向MDCT图像显示组织发育不良，包括右上颌颧突和眶底。

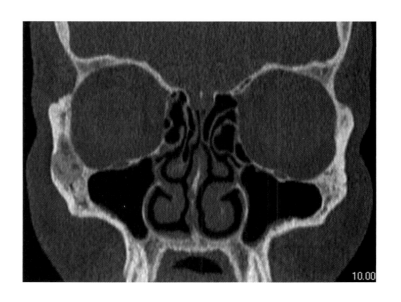

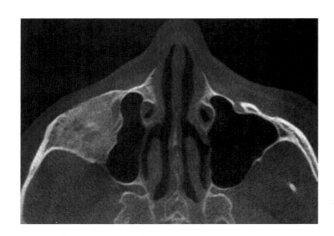

图3.14　冠状位MDCT图像显示右颧骨内纤维结构发育不良。

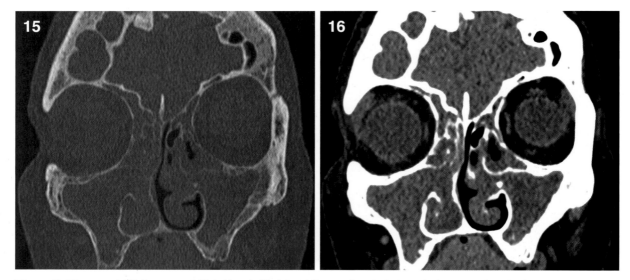

图3.15和图3.16　冠状位MDCT（骨和软组织模式）图像显示常见的慢性上颌窦炎。双侧上颌窦不透明，内壁变薄。上颌窦外侧壁的黏膜骨膜增厚与慢性炎症有关。左侧有一个突出的眶下细胞，在上颌窦顶外侧，右侧有一个高密度影小细胞。筛泡不透明，右额窦也显示不透明。注意完全不透明的右鼻道，分叶状软组织阻塞鼻气道，鼻甲骨组织稀疏。

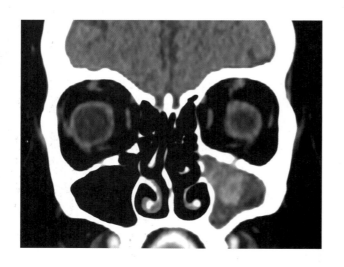

图3.17　冠状位MDCT（软组织模式）图像。左上颌窦混浊并伴有黏液增多和黏骨膜壁增厚，符合慢性鼻窦炎的影像学特征。注意钙化的上颌窦内高密度物质及高密度浓稠分泌物有真菌感染的可能。

图3.18　轴向CBCT图像显示左上颌窦有急性或慢性上颌窦炎。上颌窦的黏膜增厚，液面升高和黏骨膜壁增厚。

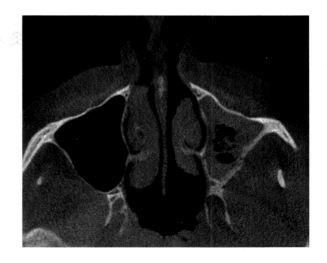

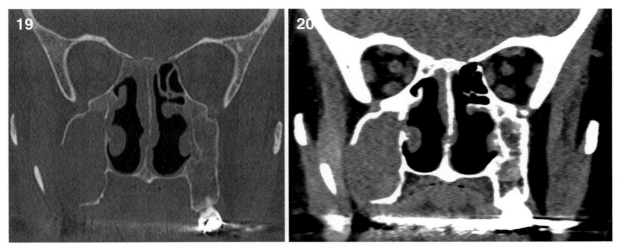

图3.19和图3.20　冠状位MDCT（骨和软组织模式）图像显示右侧上颌窦黏液囊肿，骨边缘膨大，并伴有下外侧的脱落。注意左上颌窦发育不全，可能与慢性炎症导致骨吸收有关。

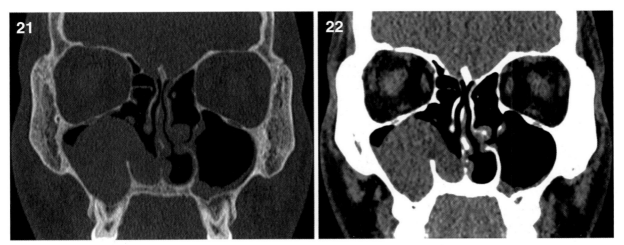

图3.21和图3.22　冠状位MDCT（骨和软组织模式）图像显示右上颌窦内软组织肿块，通过内侧壁窦口、造瘘口延伸至下鼻腔，符合前后鼻孔息肉的影像特征。

平面成像不足以被鉴别[5,23,32-33]。MDCT仍然是检测鼻窦疾病最常使用的方法，被大多数临床医生和外科医生广泛认可。除去在软组织/体液显示方面的问题，CBCT也在临床上多见。

相关邻近软组织的病理也具有重要的外科意义（图3.23和图3.24）。之前我们已讨论过CBCT在软组织评估中的局限性。

种植后的影像检查

尽管开发了各种减少伪影的程序，但CBCT和MDCT伪影依然是一个挑战性的存在。颧骨种植体的伪影程度千差万别，同时使用两种技术可能更有远见。尽管CBCT技术也许具有更高的分辨率，但我们之前做过讨论，在颧骨种植体植入后，射线束硬化和信噪比可能会影响成像。同时，两种技术可能都无法显示一些小而紧邻颧骨种植体的病状。超出伪影区域很大的异常通常才会被识别。因此，结合临床上的相关发现是至关重要的。

术后相关的鼻窦疾病通常能清晰地呈现出来。软组织的改变，例如感染/蜂窝织炎最好用MDCT检查。

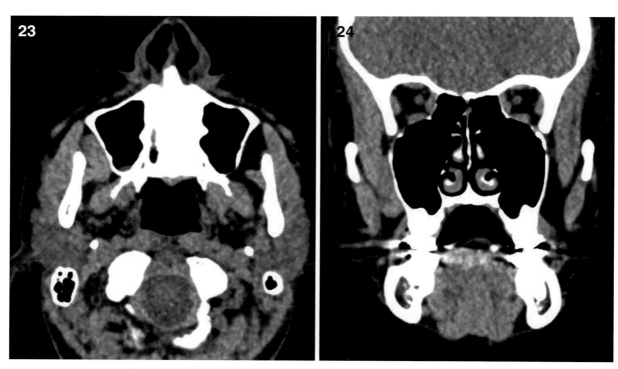

图3.23和图3.24   轴向和冠状位MDCT（软组织模式）图像显示右侧颊间隙内血管畸形，毗邻右侧上颌窦后外侧壁，具有潜在外科手术的意义。

参考文献

[1] Koong B. Cone beam imaging: is this the ultimate imaging modality? Clin Oral Implants Res. 2010;21:1201–8. https://doi.org/10.1111/j.1600-0501.2010.01996.x.

[2] Vandenberghe B, Jacobs R, Bosmans H. Modern dental imaging: a review of the current technology and clinical applications in dental practice. Eur Radiol. 2010;20:2637–55. https://doi.org/10.1007/s00330-010-1836-1.

[3] Tyndall DA, Price JB, Tetradis S, Ganz SD, Hildebolt C, Scarfe WC. Position statement of the American Academy of Oral and Maxillofacial Radiology on selection criteria for the use of radiology in dental implantology with emphasis on cone beam computed tomography. Oral Surg Oral Med Oral Pathol Oral Radiol. 2012;113:817–26. https://doi.org/10.1016/j. oooo.2012.03.005.

[4] Angelopoulos C, Aghaloo T. Imaging technology in implant diagnosis. Dent Clin N Am. 2011;55:141–58. https://doi.org/10.1016/j.cden.2010.08.001.

[5] Ahmad M, Jenny J, Downie M. Application of cone beam computed tomography in oral and maxillofacial surgery. Aust Dent J. 2012;57(Suppl 1):82–94. https://doi. org/10.1111/j.1834-7819.2011.01661.x.

[6] Mupparapu M, Nadeau C. Oral and maxillofacial imaging. Dent Clin North Am. 2017;60:1–37. https://doi.org/10.1016/j.cden.2015.08.001.

[7] Scherer MD. Presurgical implant-site assessment and restoratively driven digital planning. Dent Clin N Am. 2014;58:561–95. https://doi.org/10.1016/j.cden.2014.04.002.

[8] White SC, Pharoah MJ. The evolution and application of dental maxillofacial imaging modalities. Dent Clin N Am. 2008;52:689. https://doi.org/10.1016/j.cden.2008.05.006.

[9] White SC, Pharoah MJ. Oral radiology principles and interpretation. 7th ed. Missouri: Elsevier Mosby; 2014.

[10] Scarfe WC, Li Z, Aboelmaaty W, Scott SA, Farman AG. Maxillofacial cone beam computed tomography: essence, elements and steps to interpretation. Aust Dent J. 2012;57(Suppl 1):46–60. https://doi.org/10.1111/j.1834-7819.2011.01657.x.

[11] Pauwels R, Beinsberger J, Stamatakis H, Tsiklakis K, Walker A, Bosmans H, Bogaerts R, Jacobs R, Horner K. Comparison of spatial and contrast resolution for cone-beam computed tomography scanners. Oral Surg Oral Med Oral Pathol Oral Radiol. 2012;114:127–35. https://doi.org/10.1016/j.oooo.2012.01.020.

[12] Schulze R, Heil U, Gro D, Bruellmann DD, Dranischnikow E, Schwanecke U, Schoemer E. Artefacts in CBCT: a review. Dentomaxillofac Radiol. 2011;40:265–73. https://doi.org/10.1259/dmfr/30642039.

[13] Pauwels R, Araki K, Siewerdsen JH, Thongvigitmanee SS. Technical aspects of dental CBCT: state of the art. Dentomax. 2015;44:20140224. https://doi.org/10.1259/dmfr.20140224.

[14] Loubele M, Van Assche N, Carpentier K, Maes F, Jacobs R, van Steenberghe D, Suetens P. Comparative localized linear accuracy of small-field cone-beam CT and multislice CT for alveolar bone measurements. Oral Surg Oral Med Oral Pathol Oral Radiol Endodontol. 2008;105:512–8. https://doi.org/10.1016/j.tripleo.2007.05.004.

[15] Halperin-Sternfeld M, Machtei E, Horwitz J. Diagnostic accuracy of cone beam computed tomography for dimensional linear measurements in the mandible. Int J Oral Maxillofac Implant. 2014;29:593–9.

[16] Fatemitabar S, Nikgoo A. Multichannel computed tomography versus cone-beam computed tomography: linear accuracy of in vitro measurements of the maxilla for implant placement. Int J Oral Maxillofac Implant. 2010;25:499–505.

[17] De Vos W, Casselman J, Swennen GRJ. Cone-beam computerized tomography (CBCT) imaging of the oral and maxillofacial region: a systematic review of the literature. Int J Oral Maxillofac Surg. 2009;38:609–25. https://doi.org/10.1016/j.ijom.2009.02.028.

[18] Pauwels R, Jacobs R, Singer SR, Mupparapu M. CBCT-based bone quality assessment: are Hounsfield units applicable? Dentomaxillofac Radiol. 2015;44:20140238. https://doi.org/10.1259/dmfr.20140238.

[19] Swennen GRJ, Schutyser F. Three-dimensional cephalometry: spiral multi-slice vs cone-beam computed tomography. Am J Orthod Dentofac Orthop. 2006;130:410–6. https://doi.org/10.1016/j.ajodo.2005.11.035.

[20] SEDENTEXCT. Radiation protection 172: cone beam CT for dental and maxillofacial radiology - evidence-based guidelines. Eur Comm. 2012;156

[21] Hofmann E, Schmid M, Lell M, Hirschfelder U. Cone beam computed tomography and low-dose multislice computed tomography in orthodontics and dentistry. J Orofac Orthop. 2014;75:384–98. https://doi.org/10.1007/s00056-014-0232-x.

[22] Liang X, Jacobs R, Hassan B, Li L, Pauwels R, Corpas L, Souza PC, Martens W, Shahbazian M, Alonso A, Lambrichts I. A comparative evaluation of cone beam computed tomography (CBCT) and multi-slice CT (MSCT). Part I. On subjective image quality. Eur J Radiol. 2010;75:265–9. https://doi.org/10.1016/j.ejrad.2009.03.042.

[23] Harris D, Horner K, Gröndahl K, Jacobs R, Helmrot E, Benic GI, Bornstein MM, Dawood A, Quirynen M. E.A.O. guidelines for the use of diagnostic imaging in implant dentistry 2011. A consensus workshop organized by the European Association for Osseointegration at the Medical University of Warsaw. Clin Oral Implants Res. 2012;23:1243–53. https://doi.org/10.1111/j.1600-0501.2012.02441.x.

[24] Ludlow JB, Timothy R, Walker C, Hunter R, Benavides E, Samuelson DB, Scheske MJ. Effective dose of dental CBCT—a meta analysis of published data and additional data for nine CBCT units. Br Inst Radiol. 2015;44:20140197. https://doi.org/10.1259/dmfr.20140197.

[25] Loubele M, Bogaerts R, Van Dijck E, Pauwels R, Vanheusden S, Suetens P, Marchal G, Sanderink G, Jacobs R. Comparison between effective radiation dose

of CBCT and MSCT scanners for dentomaxillofacial applications. Eur J Radiol. 2009;71:461–8. https://doi.org/10.1016/j.ejrad.2008.06.002.

[26] Ludlow JB, Ivanovic M. Comparative dosimetry of dental CBCT devices and 64-slice CT for oral and maxillofacial radiology. Oral Surg Oral Med Oral Pathol Oral Radiol Endodontol. 2008;106:930–8. https://doi.org/10.1016/j.tripleo.2008.03.018.

[27] Pauwels R. Cone beam CT for dental and maxillofacial imaging: dose matters. Radiat Prot Dosim. 2015;165:156–61.

[28] Evans CA, Scarfe WC, Ahmad M, Cevidanes LHS, Ludlow JB, Palomo JM, White SC, Simmons KE. Clinical recommendations regarding use of cone beam computed tomography in orthodontics. Position statement by the American Academy of Oral and Maxillofacial Radiology. Oral Surg Oral Med Oral Pathol Oral Radiol. 2013;116:238–57. https://doi.org/10.1016/j.oooo.2013.06.002.

[29] Koong B. The basic principles of radiological interpretation. Aust Dent J. 2012;57(Suppl 1):33–9. https://doi.org/10.1111/j.1834-7819.2011.01656.x.

[30] Carter L, Farman AG, Geist J, Scarfe WC, Angelopoulos C, Nair MK, Hildebolt CF, Tyndall D, Shrout M. American Academy of Oral and Maxillofacial Radiology executive opinion statement on performing and interpreting diagnostic cone beam computed tomography. Oral Surg Oral Med Oral Pathol Oral Radiol Endodontol. 2008;106:561–2. https://doi.org/10.1016/j.tripleo.2008.07.007.

[31] Ahmed F, Brooks SL, Kapila SD. Efficacy of identifying maxillofacial lesions in cone-beam computed tomographs by orthodontists and orthodontic residents with third-party software. Am J Orthod Dentofac Orthop. 2012;141:451–9. https://doi.org/10.1016/j.ajodo.2011.10.025.

[32] Lopes LJ, Gamba TO, Bertinato JVJ, Freitas DQ. Comparison of panoramic radiography and CBCT to identify maxillary posterior roots invading the maxillary sinus. Dentomaxillofac Radiol. 2016;45:20160043. https://doi.org/10.1259/dmfr.20160043.

[33] Malina-Altzinger J, Damerau G, Grätz KW, Stadlinger PB. Evaluation of the maxillary sinus in panoramic radiography—a comparative study. Int J Implant Dent. 2015;1:17. https://doi.org/10.1186/s40729-015-0015-1.

第4章　穿颧种植的数字化工作流程

Edward Hui, Raymond Chow

当你敞开自己拥抱新理念，并身体力行时，一切皆有可能。

——Stephanie Kwolek, American Chemist

颧骨种植体

在过去的几十年里，口腔医学专业发生了巨大的变化。随着骨结合的发现和应用，口腔医学发生了前所未有的变革。为无牙颌患者提供固定义齿修复已不再是一个不切实际的梦想。取而代之，如今已是常见且可以预见的结果。这为外科和修复科带来了新的挑战。今天，在种植牙科领域有了更多的创新，其中包括软硬组织重建、修复学、美学、诊断和治疗方案的新手段以及数字化技术的应用。

颧骨种植给种植外科医生带来了新的挑战，为患者提供了新的修复方式。虽然颧骨种植并不是一项容易掌握的技术，但随着口腔数字化技术的出现，我们希望它能得到更广泛的应用，让更多的患者从中受益。

颧骨种植体是由P-I Brånemark[1]首次推出的，是一项"打破常规思维"的发明：利用位置高于常规种植体的骨头，克服传统种植体的牙槽骨骨量不够的问题。颧骨种植体有很多优点：可以在严重萎缩性上颌骨实现咬合重建[2-3]；与传统的骨增量方法相比，颧骨种植体有更高的存活率；颧骨种植体可以即刻植入并实现即刻负重[4-5]。

颧骨种植体的成功率不受即刻负重的影响。选择颧骨种植替代骨增量手术时，可以实现即刻负重是患者考虑的主要因素。它不仅可以尽早恢复功能和美观，还可以显著减少术后疼痛和不适。没有可摘活动修复义齿压迫牙周组织，也不会摩擦尚未重新附着到骨头上的牙龈，颧骨种植术后的疼痛和不适让人感觉可以接受。对于许多患者来说，这一优点甚至比早期行使咀嚼功能更重要。对于牙医来说，在萎缩的上颌骨上制作一个舒适的活动义齿并保留

E. Hui (✉) · R. Chow
Brånemark Osseointegration Center, Hong Kong, SAR, China

The University of Hong Kong, Hong Kong, SAR, China
e-mail: raymond.chow@disc-hk.com

© Springer Nature Switzerland AG 2020
J. Chow (ed.), *Zygomatic Implants*, https://doi.org/10.1007/978-3-030-29264-5_4

足够的功能是非常困难的。

正如前面所提到的，穿颧种植不容易操作和掌握。目前仍然是一个相对没有被充分应用的治疗方式。除了技术上的难题（稍后将讨论）之外，还有一些缺点：

种植体颈部也就是安装基台和螺丝进入的位置，通常比期望的位置更偏向腭侧。偏离的多少由剩余牙槽骨、上颌窦壁和颧骨的解剖形态所决定。过于偏腭侧的种植体会导致后期修复体体积庞大、侵犯口舌空间、造成不便、引起口腔异物感，并可能影响发音。因此，作者试图对不同的颧骨种植体相关临床表现和衍生的治疗效果进行分类，并相应地修改治疗方案。

Aparicio教授等[3]将颧骨-牙槽嵴复合体分为5种骨骼形态，命名为以解剖学为导向的穿颧种植术（ZAGA），并将路径分为0型、1型、2型、3型或4型：

- ZAGA 0型：窦内路径，上颌骨前壁平坦，种植体颈部位于牙槽嵴顶，种植体整体位于上颌窦内

- ZAGA 1型：上颌窦内-窦外混合路径，上颌骨前壁略微凹陷，种植体颈部位于牙槽嵴顶，种植体穿入上颌壁，种植体大部分位于上颌骨边界的窦内

- ZAGA 2型：窦外-窦内混合路径，上颌骨前壁较凹陷，种植体颈部位置理想位于牙槽嵴顶，植入过程中种植体穿出上颌窦前壁，种植体与上颌窦前壁间紧密结合，种植体大部分位于窦外

- ZAGA 3型：窦外路径，上颌骨前壁严重凹陷，种植体颈部经牙槽嵴顶进入，植入过程中种植体穿出上颌窦前壁，种植体与上颌窦前壁间有间隙，然后穿入颧骨

- ZAGA 4型：上颌骨外路径，牙槽嵴顶颊侧为植入方向，种植体颈部位于牙槽嵴颊侧，种

植体直接进入颧骨，为上颌骨外种植体

作者提到有文献研究表明，颧骨种植体在口腔功能咬合力的作用下发生种植体受力弯曲形变的诱因与两个因素：种植体长度的增加和有限的甚至完全没有上颌骨牙槽嵴的支撑有关。

Maló教授等主张在上颌骨外路径植入种植体[6]。种植体位于上颌窦外，以保持上颌窦黏膜的完整性，并提供骨组织与种植体更多的骨结合面积。种植体颈部固定在上颌骨牙槽嵴上或靠近上颌骨牙槽嵴，并在颧骨制备手术中直接观察钻孔。采用直径5mm的新型种植体，增加骨组织与种植体的骨接触面积，并增强种植体的稳定性。

关于技术上的难点，随着科学技术的发展，很多临床问题都是可以通过口腔数字化技术来解决的。颧骨种植手术需要使用特殊的颧骨种植体，颧骨种植体设计很特别，整颗种植体的长度很长并且种植体需要倾斜植入到颧骨上，而颧骨本身就高于口腔牙齿的位置且超出牙槽骨区域之外。因此，超出了大部分医生的能力范围。以下是手术的步骤及一些需要注意的地方：

软组织黏骨膜瓣需要被翻瓣到颧骨，并超过该点，颧骨种植体穿出骨表面，以便充分利用可用的骨厚度。手术进入可能比较困难，因为它处于口内相对较远的位置。面颊组织肥大、张口受限患者会有更大的困难。视野受限可能导致钻孔不精确，进而导致种植体的植入不准确。

打开上颌窦外侧壁，进行上颌窦提升以尽可能保留上颌窦内黏膜完整性，旨在将种植体路径保持在上颌窦黏膜之外。上颌窦外路径植入其种植体可能在上颌窦骨壁外。这样选择是为了降低以后发生鼻窦炎的风险[7-8]。慢性鼻窦炎是颧骨种植手术的主要并发症之一。

植入颧骨种植体有两个路径：一个在牙槽骨处，另一个在颧骨处。为简化起见，我们称前者（在牙槽骨处）为入口点，称后者为出口点。作为一个笔直的种植体，由两点连成一条直线，这两个点的确定，以及在手术中准确植入这两个点的能力是非常重要的。

牙槽嵴的入口点是由后期的修复体设计决定的，即所谓的以修复为导向的诊疗计划。目标是将修复体的螺丝安装入口尽可能定位在离咬合平面较近的位置。尽管螺丝进入孔内太深，可能会难以处理，但仍希望种植体颈部尽量靠近颊侧，以减小腭侧修复体的体积。

在穿颧手术中，将种植体顶端准确地放置在术前设计好的颧骨位置上是手术步骤里最难的操作。接下来的钻孔过程也很有挑战性。由于张口受限，使用长钻头进行植入孔制备是很难的。后牙区的植入难度更大，然而为了减少修复体游离臂的长度，种植体颈部位置应尽可能靠近远中。

除了患者张口受限之外，对颌牙的存在也增加了手术的难度，这些因素都可能导致植入点过于偏向中线，并向后倾斜。传统上因为考虑这些因素，将入口点选择在前磨牙区域。目前尝试将入口点放在第一磨牙区。术前要对患者的开口度进行检查和评估，确保手术计划可以正常进行。高度偏向斜后方的种植体植入方向，可能会将种植体根端植入于颞下窝，这个区域的种植体植入后普遍骨结合不良。

有一些口腔外科医生喜欢使用尽量短一些的种植体，因为短种植体受到以上的限制更少。当使用较短种植体时，应选择紧挨着颧骨下缘植入。此路径的优势是远离眼眶，保持更安全的距离，并且翻瓣更少。此外，短种植体负载后不易发生弹性运动及形变。即使没有牙槽嵴的骨支撑（上颌窦外植入），跳板反应也更少。然而，研究发现在颧骨较高的位置，

骨量及骨质更好[9]。由于患者个体解剖形态不同，所以手术计划也要随之做出调整。

在手术过程中，确定植入位点时没有可靠的解剖参照标志，往往只能靠医生的临床经验来决定。颧骨的横截面非常薄，所以当钻头的角度向后倾斜时，植入的方向很容易走向内侧颞下窝。

鉴于复杂多变的颧骨-上颌骨骼形态，所以在规划颧骨种植方案时，三维影像是必不可少的。在数字化技术的帮助下，例如手术方案设计及三维建模，很多相关的问题和困难都可迎刃而解了。

数字牙科时代

数字化技术改变了我们生活的方方面面，也使口腔科技术发生了翻天覆地的变化。

学会将牙科与数字化技术相结合并不容易，因为这并不包括在传统口腔医学范围之内。然而，我们不得不拓展自己的思维方式，从而掌握新的技能。使用计算机软件经常意味着冗长而乏味的练习，特别是在初期学习阶段需要长时间的面对计算机屏幕。大多数的牙科产品企业也处于软件开发的早期阶段，它们经常封闭其软件系统，使其仅适用于它们自己的产品。而且，有时这些软件并不"智能"，对用户也不怎么友好。

数字化高精度复杂的软件只能由最先进的计算机硬件支持，因此结合数字化技术的牙科治疗成本很高。而现在数字化技术的发展极为迅速，使得软件和硬件设备的使用年限缩短，这是另外一个话题，毕竟牙科诊所在实际经营中要控制管理费用。

数字化技术能提高效率和准确率、缩短生产时长、减少手术创伤，并且减轻不适。

然而，并不是所有数字化牙科技术都优于

传统牙科技术，这也是临床医生面对数字化技术时犹豫不决的主要原因。

在20世纪80年代，牙科CAD/CAM领域得到了重大发展；CAD/CAM是"计算机辅助设计/计算机辅助制造"的缩写。一般由3个部分的功能组成[10]：

（1）数字化工具/扫描仪：将几何图形转换为计算机能处理的电子数据。

（2）CAD：根据传统牙科技术要求，设计修复体、定位种植体位置。

（3）CAM：将电子数据集转变为所需产品的生产技术。

在口腔种植学科中，首次几何图形数字化是通过锥形束计算机断层扫描（CBCT）生成的数据与牙科治疗（例如种植手术）相关的解剖状态成像。在图像中，不同的组织显示为不同的灰色阴影。通过选择所需区域的灰度值范围，实现所谓"分割"过程中相关解剖部位的分离。骨骼在软组织中比较突出，因此骨骼结构的分割比软组织结构或器官的分割更直接。这在牙科中是一个优势，因为牙齿和骨骼是硬组织，通常也是研究的主要内容。

CBCT设备是所有数字化设计的基础，没有CBCT，数字化外科手术设计将无从谈起，例如种植手术设计，还有正颌手术及其他颌骨重建手术。CBCT能提供颌骨结构的三维影像，让医生得以看见相关解剖结构和病变组织，便于诊断与治疗规划。

很多CAD程序都可用于规划种植体植入并设计手术导板，将计算机模拟手术转移到实际临床应用。手术导航一般分为静态和动态两种技术，即通过制造手术导板[11]或使用实时导航系统[12-13]。稍后再继续讨论这个话题。

数字化印模也越来越受到大家的欢迎。对患者来说，传统的印模绝不是很舒适的，尤其是那些对口腔异物感有明显呕吐反应的患者来说，还有那些因牙周病而佩戴活动义齿的老年患者。而数字化口腔扫描设备在取模时不占用物理空间，当我们需要牙齿模型时，利用采集的数据便可以随时打印出来。

3D打印技术或叫作增材制造，如今在制作牙科模型[14]和种植手术导板方面非常有用。传统的数字化制造是基于切割基材或铣削材料的生产过程。该工艺通常用来制造最终修复体，例如牙冠、固定局部义齿/桥体和/或修复体支架。相比之下，3D打印是通过逐层添加材料来制造修复体。

1984年3D打印首次出现，被Charles Hull命名为立体光刻技术。立体光刻技术使用经紫外线固化后的介质，从底层到顶层，逐层打印出物体的薄层，从而得到三维物体。Hull和他的同事在1988年推出了第一台商用3D打印机，并为3D打印创建了STL文件格式。STL（"立体光刻"或"标准三角语言"和"标准曲面语言"）是由3D系统创建的立体光刻CAD软件的原生文件格式。世界上第一家3D打印公司是由Hull教授和他的同事创立的。STL实际上是标准曲面语言和标准三角语言的缩略语。大约在同一时间，Scott Crump发明了一种材料挤出工艺，叫作熔融沉积建模（FDM）。

自20世纪80年代后期以来，3D打印技术发展迅速。由于产品和技术的更新迭代，从而产生了当今常见的各种3D打印方式。牙科行业最常用的工艺包括立体光刻（也被归类为还原光聚合）、熔融沉积制造（材料挤出）、紫外线光固化和紫外线光固化矩阵技术（材料喷射），以及3D打印（黏合剂喷射）。

目前3D打印在牙科中的应用不是打印最终修复体，而是用来制作解剖分析用的牙齿模型和手术导板。解剖模型是从患者的医学影像上获得的数据制成。它们能真实还原临床数据、协助规划手术流程、模拟和演练手术过程，并制造个性化的手术导板和模型。在颌面外科手术中，模型还用于金属修复板的预弯曲及牵引装置的设计，3D打印技术应用非常广泛。

颧骨种植体数字化设计

使用手术导板为颧骨种植体植入能带来便利已不是什么新鲜事儿了。过去，使用丙烯酸树脂材料在牙齿石膏模型上印模，把一个标准尺寸的金属珠附着在丙烯酸树脂材料上，佩戴丙烯酸树脂材料的患者拍摄口腔曲面断层片（OPG），然后根据OPG来确定种植体的安全长度。以修复结果为导向的治疗规划并不是什么有突破性的想法。其修复体的制作是在石膏模型上完成的，用透明的丙烯酸树脂材料将手术方案设计制作成种植导板，然后制备引导孔来确定种植体的确切植入位置。在如今的数字化时代，类似的原理还用于制作放射导板，因为它可以充当最终理想修复体的精确复制品，并用阻射标记提供参考标准。

CBCT影像设备和其他数字化工具的引入显著提高了外科手术和修复体规划的准确性。CBCT设备能提供相关解剖部位的三维信息。尽管对软硬组织都有局限性，但是硬组织信息要比软组织的信息准确得多。骨骼的信息对种植体治疗规划至关重要。尤其是那些复杂的病例，例如涉及颧骨的种植体，由于CBCT有较高的准确性，现已成为一个重要的诊断工具。

当在CBCT图像上计划种植体位置时，必须牢记图像上有限的软组织信息。还有值得注意的是，骨骼的密度测量也是不准确的，骨密度越低，在图像上看就越像软组织。因此，如果将种植体放置在骨密度较差的位置，会无法建立良好的初期稳定性。另外，如果是骨密度较差的下颌骨，由于下颌神经管周围不清晰的皮质骨界限，可能无法确定下颌神经管的位置。

了解并接受这些局限性的前提下，CBCT信息对于指导手术成功至关重要，因为它是后续所有步骤的基础。

种植体植入的目的是为美观、实用且可清洁的修复体提供完美的支持。以最终修复结果为导向的治疗计划是我们反复强调的。放射导板是为修复体设计并制作的精准复制品。双次CT扫描方案，可以为制作无伪影的高清数字化导板提供帮助。第一次扫描是让患者佩戴放射导板扫描，第二次扫描只对放射导板进行扫描，根据阻射标记物，将两种扫描叠加，使患者的3D骨骼模型和放射导板的3D模型组合在一起。

从CBCT获得的图像数据导入设计软件进行数字化设计。医生利用不同的重建视图在软件上设计种植体植入的位置和角度。外科手术导板将由CAD系统进行设计，是通过一种叫作立体光刻的工艺由丙烯酸树脂制成的。立体光刻工艺是一种广泛使用的3D打印技术，通过光聚合方式逐层生产零件。

金属套环是手术导板的重要组成部分。它引导种植体钻头就位、走向和钻的深度。手术导板可以由牙齿、骨骼或软组织支持并固定。对于无牙颌病例，临时固位钉也是配合导板的重要部件。

手术导板的精度受多种因素影响：

（1）CT阈值。CBCT图像是整个数字化设计流程的基础。因此，其质量将影响设计和制作过程的方方面面。CBCT图像质量受图像采集和处理方式的影响。灰度值阈值会影响3D重建，并影响仪器的最终匹配和厚度。图4.1显示了不同CT阈值下放射导板的尺寸变化。当阈值从−537调整到−907时，导板变厚，拟合表面也发生变化。迄今为止，放射导板没有标准化的阈值，不同设计软件的阈值也不同。

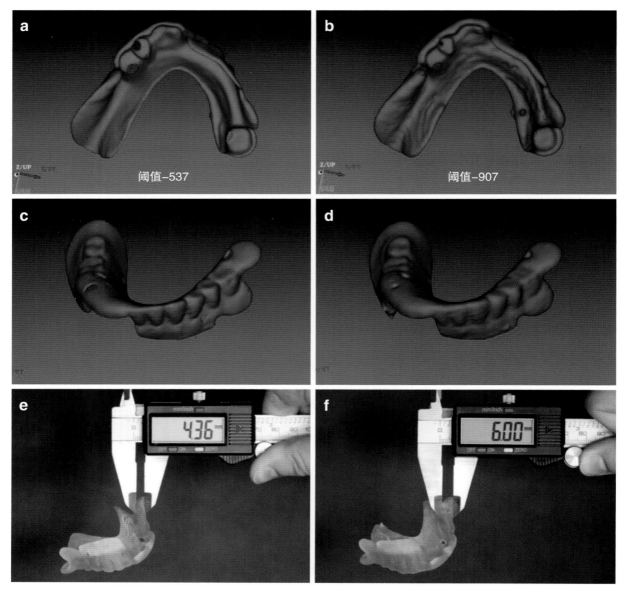

图4.1 （a~f）不同的CT阈值下放射导板的厚度改变。

（2）不同支持方式的导板类型可分为3种：
　　①牙支持式导板。
　　②黏膜支持式导板。
　　③骨支持式导板。
　　牙支持式导板和黏膜支持式导板比骨支持式导板提供更好的精确度。骨支持式导板在3种导板类型中精度最差的主要原因是：三维CT重建骨模型的尺寸在不同的CT阈值/等值下会有所不同，因此在不准确的模型上[15]制作会影响手

术导板尺寸的准确性。这种不准确性将会影响导板的匹配和种植体的位置。

（3）使用临时的固定螺丝也会使精确度有误。这与聚合材料导板的弹性有关。骨预备钻孔和螺丝拧入的顺序会在无意中使导板变形，并导致导板均匀下沉。

（4）全程导板比半程导板提供更高的准确性。因为手术方案多种多样。例如有些时候，只需在指引截骨的时候使用导板，之后可

以移除导板，剩下的手术采用徒手完成。

还有，在种植体植入前的整个骨预备钻孔过程中都使用导板。导板手术方案在整个骨预备钻孔和种植体植入的过程中都依靠导板。种植导板的金属套环，可以控制骨预备钻孔的深度和角度，更重要的是能规避下牙槽骨神经管，因此能提供更高的安全性。

设计颧骨种植体的种植导板是一项特殊的挑战。目前来说并没有专用的穿颧种植导板设计软件，所以设计的时候需要使用第三方软件进行改良。

另外就是设计穿颧种植体的植入路径。颧骨种植在植入时穿过两个骨骼组织：一个是牙槽骨我们称之为入口点，另一个是颧骨的出口点。入口点的选择和传统种植体类似，简单地说就是需要以后期修复为导向，植入的深度和角度可以由导板中的金属套环控制，也与传统的种植体方法一样。

超长的颧骨种植体会带来几个问题。首先，传统种植体导板的误差会被放大。在水平向、垂直向和角度误差中，种植体长度对角度误差的影响最大。超长种植体在入口点的一个小角度误差会导致出口点的原则性偏差，这被称为正弦误差，是指角度误差随距离变长而被放大。

在颧骨种植手术骨预备钻孔中使用的麻花钻和树脂导板的弹性也会进一步引起误差。当患者开口度有限时，这些因素会更加明显。此外，在钻入过程中，穿过导板套环将长钻针对齐时，会有更多的侧向和弯曲的现象。

种植体出口点周围颧骨底部的弯曲及不规则骨表面可能是另一个误差源头。在钻入倾斜的骨表面时，入口孔是椭圆形而不是圆形，钻针会自然倾斜直至与骨表面垂直。松质骨的间隙及密度的不一致性也会使钻针偏离，钻针会

趋向物理阻力较小的方向。无论如何，当不能与钻入的骨表面保持垂直时，最终的方向变化意味着钻针将倾斜。

使用导向钻可以将这种误差降到最低。但是在穿颧手术的窝洞制备中，种植体出口点远离入口点的导板金属套环，所以超长有弹性的钻针不能被引导到出口点。因此，角度偏差的倾向会被放大。

周教授[16]发明了颧骨钻孔导向器。该设计具有双金属套筒，可引导种植体植入入口点和出口点。它由同轴排列的两个套筒组成，滑动臂连接，像望远镜一样，可以更好地控制长直线钻孔。这是一种新颖的设计，需要进一步研究以评估其有效性。

导板引导手术方案

有两种不同的方案可以用于导板式种植体手术规划：

（1）数字化口腔扫描方案

该方案通常用于单颗牙置换或局部无牙颌病例。每个牙弓必须至少有4～6颗天然牙，并且这些天然牙上没有其他金属修复体，例如金属烤瓷牙和桥体。需要足够数量牙齿的目的是为了让扫描后的牙弓和三维CT重建的骨骼模型进行精准的叠加（图4.2～图4.4）。避开金属修复体（冠和桥）是因为它们可能导致CBCT图像的严重散射，使匹配更加困难和不准确。然后根据口腔扫描模型设计并生成手术导板（图4.5）。

（2）双次CT扫描方案

与数字化口腔扫描方案相比，该方案主要用于口内天然牙不足、全口无牙颌的患者（图4.6）或者有多个金属修复体的临床病例。这是因为在无牙颌患者中，没有可进行CT模型叠加的牙齿，而在口内有多个金属烤

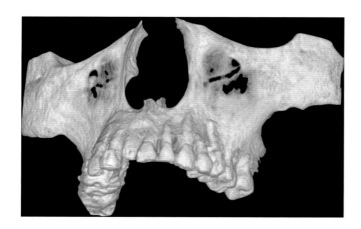

图4.2   在DICOM文件上进行上颌骨的三维重建。

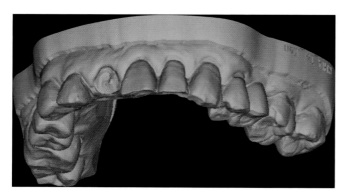

图4.3   口腔扫描后的上颌牙弓数字STL模型。

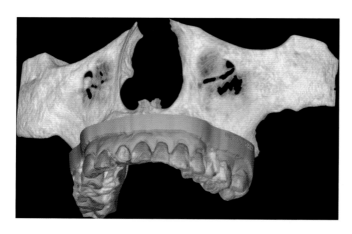

图4.4   数字STL模型与CT重建的上颌骨叠加。

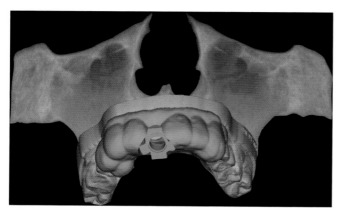

图4.5   利用口腔扫描模型设计并生成手术导板。

图4.6　上颌无牙颌，下颌余留牙数量不足。

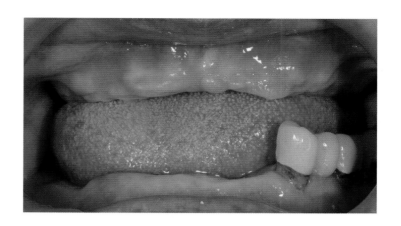

瓷冠桥的患者，其CT图像不可避免地出现严重的散射伪影（图4.7），这可能会使匹配特别困难，并且极不准确。因此，手术导板的精确性会受到影响。随之，就要有一个放射导板来进行模型校准；放射导板实际上是由硬性的丙烯酸树脂制成的，可以依靠黏膜和现有的天然牙固位。放射导板上有用于CBCT扫描过程中校准的阻射标记，也可以利用患者现有的义齿添加标记来改造成放射导板（图4.8）。

颧骨种植病例的数字化设计方案

数字化设计方案基本上可以应用于3种情况：
（1）无须牙槽骨修整并可以直接进行种植体植入的全口无牙颌患者。
（2）需要在牙槽骨修整后进行种植体植入的无牙颌患者。
（3）需要拔牙并可以即刻植入的部分无牙颌患者。

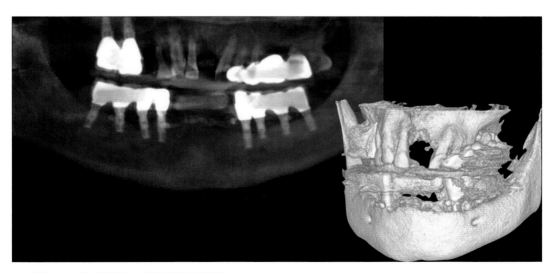

图4.7　金属影响CT重建图像出现严重散射伪影。

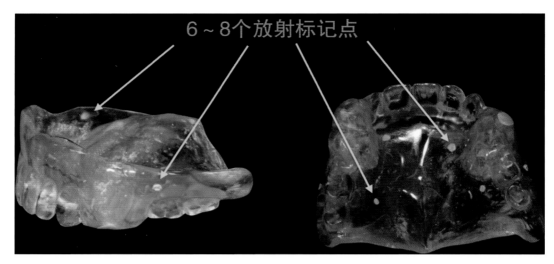

图4.8　带有校准标记的放射导板。

1. 无须牙槽骨修整并可以直接进行种植体植入的全口无牙颌患者

　　全口无牙颌患者没有牙齿，所以没有参考。将DICOM图像配准到口腔扫描STL模型上，有助于双次CT扫描从而进行数字化设计。也可以利用患者现有的义齿复制或重新制作放射导板（图4.9）；但是，如果患者没有任何义齿，则需要设计一个临时诊断修复体，来确定满足永久修复体的种植体的最佳位置。

　　双次CT扫描方案，顾名思义，即需要两次CBCT扫描：第一次扫描是佩戴放射导板的；第二次扫描是单独扫描放射导板的。当获得两次CBCT扫描后，将两次DICOM数据都导入，并合并到种植体设计软件中。一旦放射导板与三维骨骼模型合并，就可以根据CBCT设计植入，同时根据放射导板设计并生成手术导板（图4.10～图4.13）。这种情况下的手术导板一般是黏膜支持式导板。

2. 需要在牙槽骨修整后进行种植体植入的无牙颌患者

　　无牙颌上颌骨牙槽嵴顶区过薄而种植体位置不得不偏向根端时（图4.14），有必要做出骨修整。与第一个病例一样，首先做一个诊断蜡型来确定种植体的位置（以最终修复体为导向）；然后将其转换为放射导板

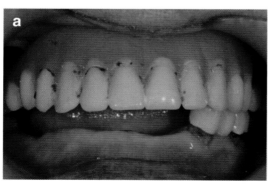
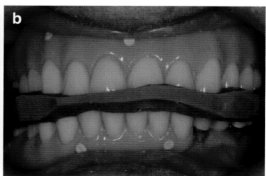

图4.9　（a）将口内现有的活动可摘义齿。（b）用于双次CT扫描及设计放射导板。

图4.10　放射导板（绿色）与3D重建的上颌骨DICOM模型（粉色）叠加（Guide-Mia 5.0）。

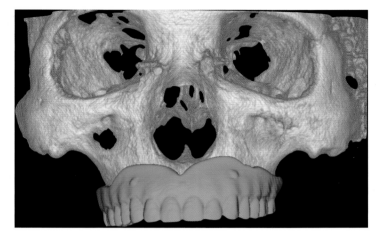

图4.11　三维模拟种植方案：4颗上颌前牙常规标准轴向种植体，2颗颧骨种植体（GuideMia 5.0）。

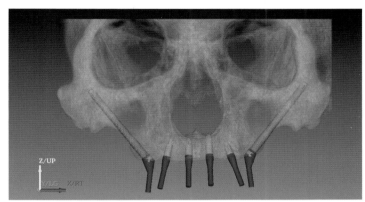

图4.12　修复体为导向：满足未来修复体的种植体位置（GuideMia 5.0）。

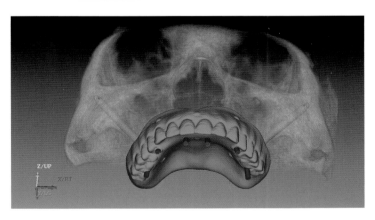

图4.13　放射导板转换为手术导板（橙色）（GuideMia 5.0）。

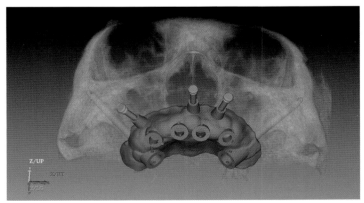

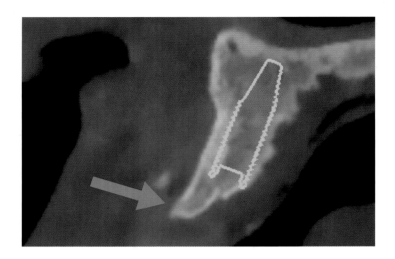

图4.14　上颌骨无牙颌，牙槽嵴顶部分很薄（红色箭头）。种植体（绿色）放置在近根端鼻底部的位置。

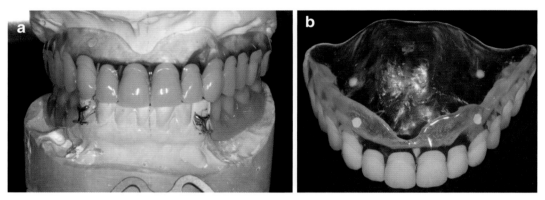

图4.15　上颌牙列的诊断蜡型（a）转换为用于双次CT扫描的放射导板（b）。

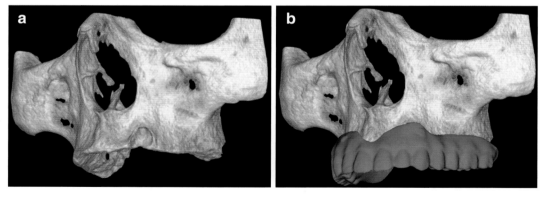

图4.16　（a）三维重建DICOM无牙颌上颌骨。（b）放射导板与三维上颌骨模型匹配（双次CT扫描方案）（GuideMia 5.0）。

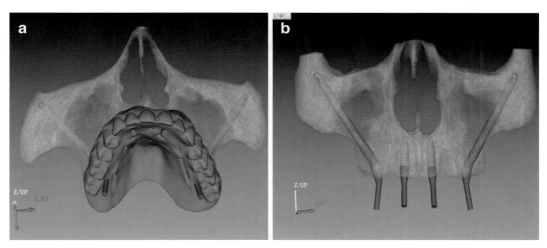

图4.17 （a）以修复为导向，相对未来修复体的种植体位点。（b）2颗常规标准轴向种植体和2颗颧骨种植体（GuideMia 5.0）。

（图4.15）。接下来，进行双次CT扫描来设计种植体的位置（图4.16和图4.17）。因为牙槽嵴冠部非常薄，所以进行水平向骨修整以确保种植体被放置在一个平坦的骨平台上。为了精准降低相应骨量，用软件设计出一个截骨导板（图4.18）。种植导板就在截骨后的上颌骨虚拟模型上生成了（图4.19）。将两个导板的立体光刻文件导出（STL/标准三角语言文件），就可以用3D打印机打印了（图4.20）。

为了方便骨修整，需要翻起一个大的黏骨膜瓣。一旦上颌骨前区修整完，截骨导板就替换成种植体手术导板，全程引导两颗前牙常规标准轴向种植体及颧骨种植体的入口点钻孔。这种病例下的手术导板是骨支持式的（图4.21~图4.23）。

3. 需要拔牙并可以即刻植入的部分无牙颌患者

部分无牙颌患者余留牙有限（图4.24），需要使用双次CT扫描。按照病例，局部放射导板是指余留牙区域未被覆盖（图4.25）。由于手术导板直接由放射导板转换而来，因此手术导板中缺少未覆盖的牙齿区域（图4.26）。

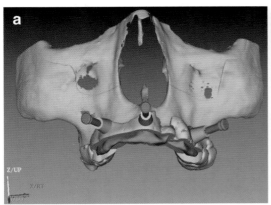
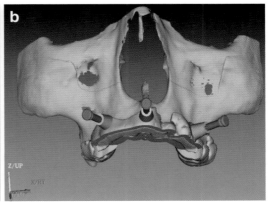

图4.18 （a）截骨导板和要去除的骨量（绿色）。（b）截骨后的平坦骨平台（GuideMia 5.0）。

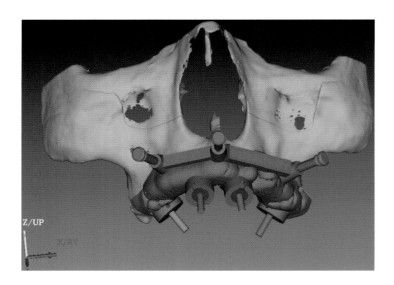

图4.19　在骨修整后的上颌骨上设计手术导板（GuideMia 5.0）。

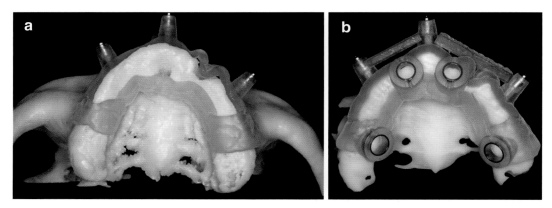

图4.20　3D打印导板：截骨导板（a），种植体备孔导板（b）。

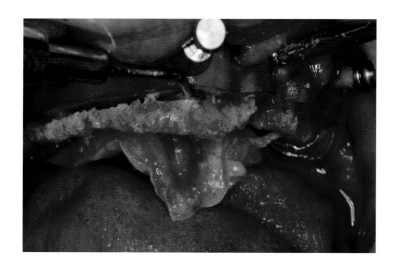

图4.21　截骨导板下使用超声骨刀修整牙槽骨。

图4.22 在种植手术导板指引下植入2颗前牙区种植体。

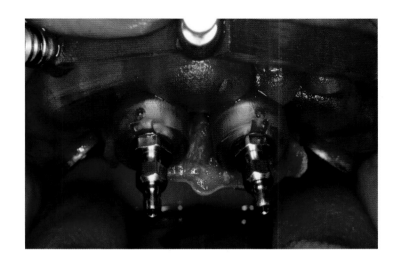

图4.23 在颧骨种植体入口点引导钻孔。

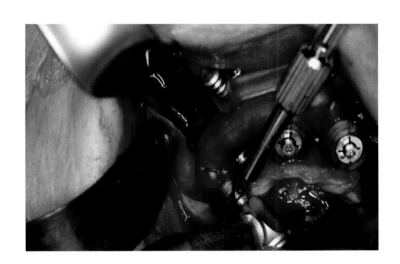

图4.24 余留自然牙的局部无牙颌病例。

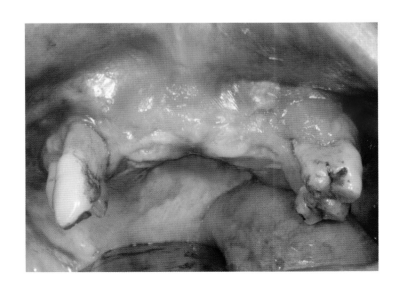

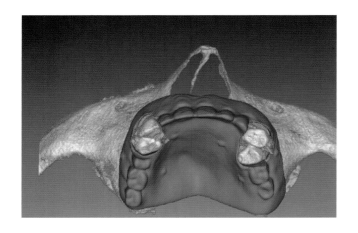

图4.25　局部放射导板，患者余留牙区域未被覆盖。

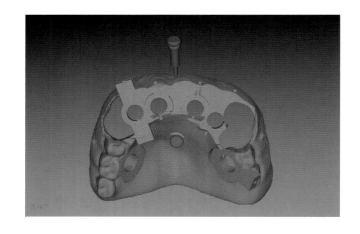

图4.26　由于放射导板覆盖不全，手术导板中缺少未覆盖的牙齿区域。

　　将局部放射导板改为全覆盖设计，牙齿区域现在被导板完全覆盖（图4.27）。因此，手术导板不会再有缺失区域。

　　因为能够为种植体的位置[115]提供更高的准确性，所以牙支持式导板是首选。因此，在部分无牙颌病例中，牙医不会选择拔除全部牙齿使用黏膜或骨支持式导板引导植入，而是尝试保留余留牙来支撑手术导板（牙支持式导板）植入种植体，然后使用第二个手术导板植入剩余种植体并拔除全部牙齿。第二个导板是黏膜支持式导板，是由第一个导板引导植入的种植体来支撑的。通常把这个叫作"分阶段导板"法。因为手术过程中的导板都有硬性结构支撑，所以能够提供更好的准确性。

　　前文提到放射导板和三维重建骨模型的尺寸受到CT阈值的影响。换句话说，双次CT扫描方案可能存在扫描误差，这些误差继而会转移到手术导板上。为了防止这种误差转移并提高导板的准确性，我们认为数字化口腔扫描方案是更优选择，因为光学扫描STL模型比CT放射导板在尺寸上更准确[17]。因此，将双次CT扫描方案优化为"三重扫描"法。在这里，"三重扫描"意味着将3个扫描叠加在一起：①患者颌骨CT扫描；②放射导板CT扫描；③牙弓光学扫描（图4.28）。然而，在"三重扫描"法中，获取CT图像时将放射导板放置在石膏牙模上，以便可以在CT图像中看到牙模型（图4.29）。此CT放射导板/石膏牙模图像为口内扫描模型与双次CT扫

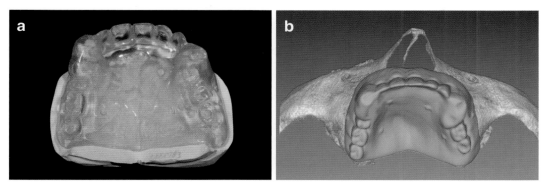

图4.27 （a，b）修改后的放射导板——全覆盖设计。

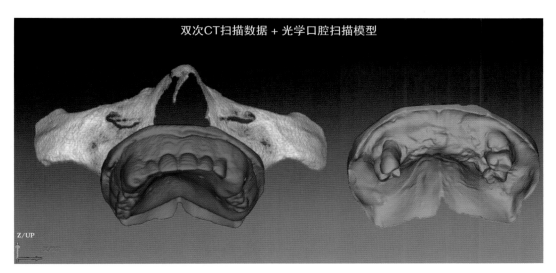

图4.28 "三重扫描"法——双次CT扫描数据与光学口腔扫描模型叠加。

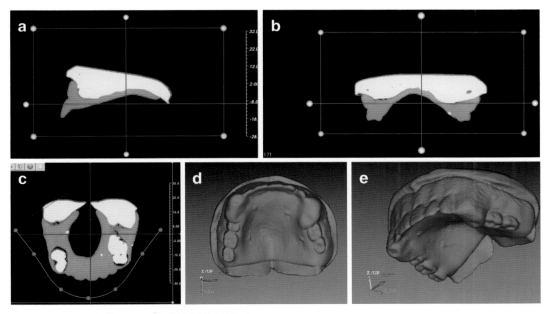

图4.29 （a～e）在石膏模型上CT重建放射导板模型。

描相互匹配提供了参考（图4.30）。因此，双次CT扫描被"优化"为光学扫描方法，由此产生的手术导板现在是基于STL模型而不是放射导板生成的（图4.31）。

在这个部分无牙颌患者病例中，治疗方案是在上颌骨前牙区放置4颗常规标准轴向种植体，在上颌骨后牙区每侧放置1颗颧骨种植体（图4.32）。

Raico教授和他的同事认为[15]，牙支持式和黏膜支持式导板比骨支持式导板能提供更好的准确性。因此，在这种情况下时，应使用"分阶段"扫描法。首先使用牙支持式导板利用余留牙齿植入2颗最前面的前牙区标准轴向种植体，然后，移除导板并拔除全部牙齿使上颌成为无牙颌状态。第二个黏膜支持式导板使用相同的锚钉作为参考固定到黏膜上，2颗前牙区种植体也为导板及精准植入提供更多参考。剩余2颗常规种植体和颧骨种植体的入口点也被确定。图4.33～图4.40显示了使用这种分阶段方法的设计流程和临床步骤。导板引导手术将种植体植入位点限定在牙弓内（左侧）；然而，在无导板的徒手手术中，种植体植入位点更接近于腭侧，所以在种植修复体上形成了两个大的腭隆突（图4.41）。

结论

很明显，牙科行业正迅速地向数字化技术的方向发展，原因有以下几点：

牙医谨慎自己的操作，尽管牙医相信自己的技能，但都明白有时会存在失误的情况。不管是体育、驾驶、演唱、乐器演奏、书写等，当然还有外科手术，都会有失误。在所有的这些失误中，外科手术是最不能容忍的，患者不能容忍、同事不能容忍、就连自己也不能容忍。所以如果不能彻底消除，就试图将概率降

到最低，这一直是口腔从业者面临的挑战。

数字化技术在操作流程的许多方面都提供了帮助。尤其是回顾过去，那时制订治疗计划只能依靠口腔牙科X线片，且做出的诊断仅仅是根据经验的猜测，CBCT无疑是一个重要的进步。而OPG的应用也是向前迈出的一大步；各解剖截面的信息缺乏，例如颌骨的维度、下牙/牙槽神经通过颏孔转出的路径、鼻腭管的大小及与计划种植体的接近程度（例如上颌中切牙种植体）、上颌窦及侧壁的大小和形状，当然还有颧骨的厚度和形态。事实上，对于OPG，如果颧骨和牙槽嵴在不同的聚焦线上时，规划颧骨种植体OPG的应用是有限的。

种植手术导板和手术导航系统的发展提高了外科手术的准确性与安全性，最大限度地减少了人为失误的影响。然而，外科手术的导板应用要求操作者掌握另外一项技能。当放置手术导板和校准导航设备时，关注细节是最基本的。事实证明，外科手术导板可以提高植入准确性，全程导板手术比部分导板手术有着更高的准确性。

此外，使用导板手术不需要翻瓣。从理论上讲，更深入及彻底地了解解剖结构后，并为精确植入制作了准确的导板，手术植入时就很少进行大面积翻瓣了。然而，需要可靠的骨支撑来达到导板的精确和稳定的匹配，这与不翻瓣操作是冲突的。为了解决这一问题，目前仍有以下两个内容需要克服。

种植导板或放射导板在软组织上的准确匹配

软组织具有高度的可变弹性及压迫形变，不能作为可靠的导板定位及固定结构。即使手术导板固定在被压迫的软组织上时有轻微的倾斜，也会导致种植体角度的严重误差，导致种

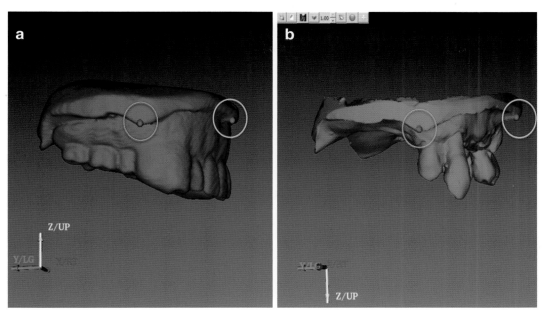

图4.30 （a，b）使用牙模上的高亮标志（圆圈处）进行CT放射导板与光学STL模型的校准。

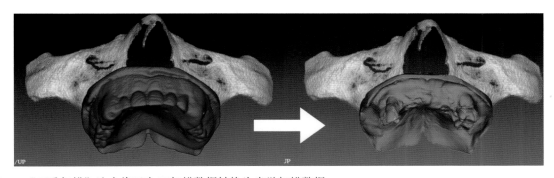

图4.31 "三重扫描"法中将双次CT扫描数据转换为光学扫描数据。

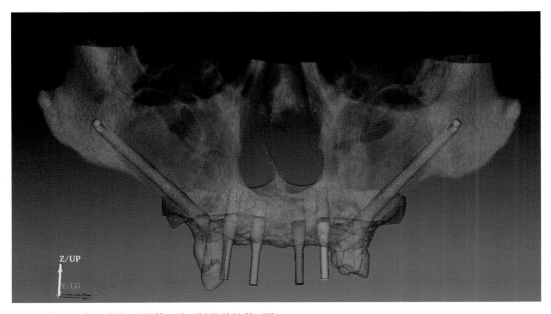

图4.32 三维手术方案：常规种植体4颗，颧骨种植体2颗。

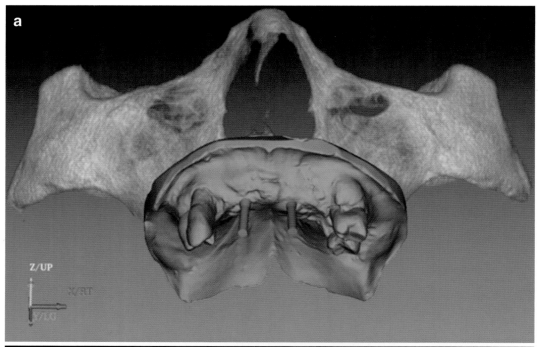

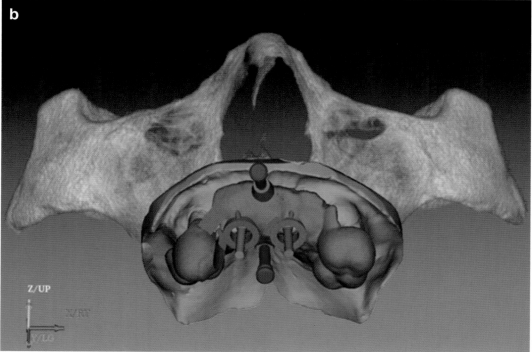

图4.33 （a，b）分阶段入路：根据牙支持式导板设计2颗前牙区种植体植入。

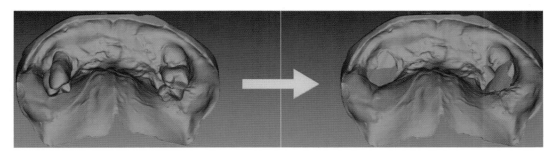

图4.34 分阶段入路：在虚拟模型上拔除全部牙齿。

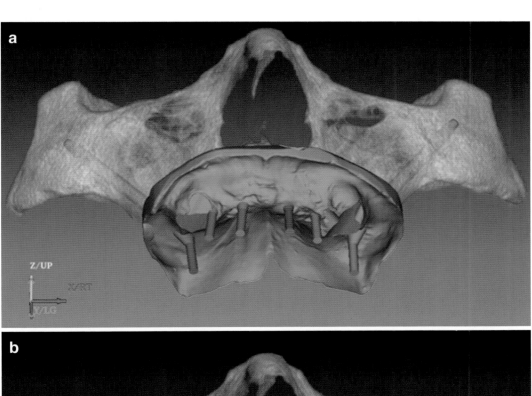

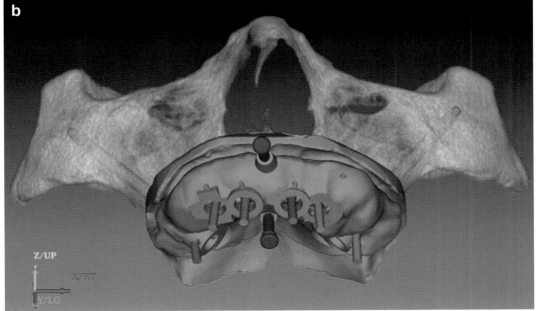

图4.35 （a，b）分阶段入路：根据黏膜支持式导板指导剩余种植体植入。

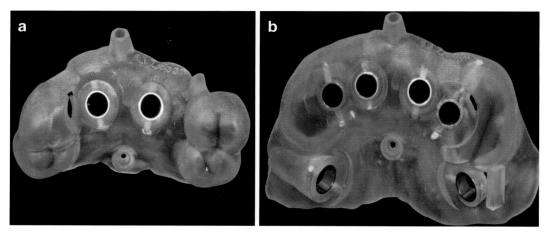

图4.36　3D打印导板：牙支持式导板（a）和黏膜支持式导板（b）。

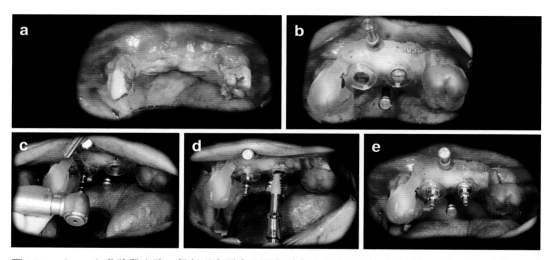

图4.37　（a~e）分阶段入路：保留现有牙齿以固定手术导板（牙支持式导板），植入最前方的2颗前牙区种植体。

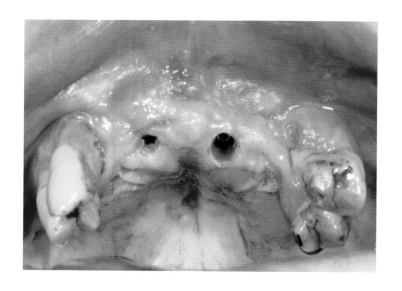

图4.38　分阶段入路：前牙区种植体植入，不需要牙龈翻瓣。

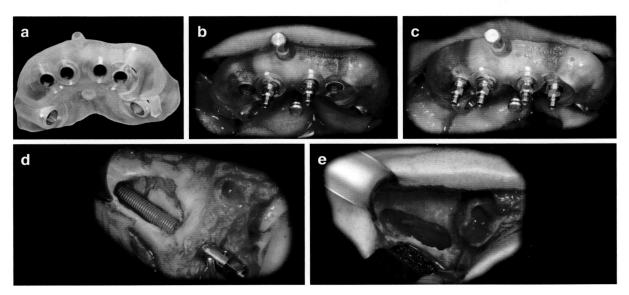

图4.39　（a~e）分阶段入路：拔除所有牙齿，利用相同的锚钉和2颗前牙种植体，植入其余种植体。

图4.40　最终口内安装种植桥架修复体。

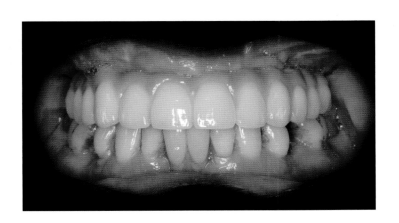

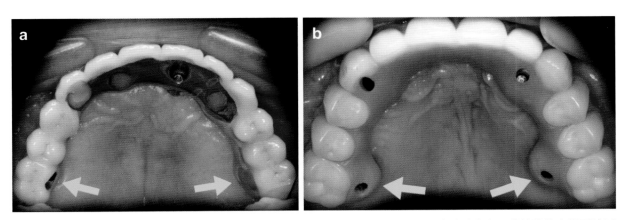

图4.41　导板引导手术将种植体植入位点限定在牙弓内（a）；然而，在无导板的徒手手术中，种植体植入孔更接近于腭侧，所以在种植修复桥上形成了两个大的腭隆突（b）。

植体根端的位置错位。种植体越长，由于正弦误差导致的种植体根端位移就越大。因此，颧骨种植体需要翻开皮瓣将导板固定在骨头上，重新定位上颌窦内膜以保证种植体在上颌窦外，并将带有第二个金属套环的装置放置在出口点以控制种植体的植入轨迹。

随着成像质量更好、精确度更高，且也许可以使用多种材料高精度3D打印产品。在将来，利用软组织使用骨支持并无须翻瓣的定制式导板应该不是一项不可能的事情。

软组织穿出钻孔和倾斜的骨表面

骨预备钻孔处理穿出的软组织是一个很麻烦的过程。旋转切割工具钻针的使用会使其受到损伤。受伤的软组织附着在钻针表面，随钻头旋转，产生的离心力对周围的组织刺激很大。组织越软，创伤就越大。钻穿附着角化龈比钻穿松散的结缔组织更容易。

即使在没有感染的情况下，沿钻头夹住软组织也可能对实现骨结合的目标产生不利影响。要穿过的软组织越厚，就越需要翻瓣。因此，为颧骨种植体设计的路径越偏上颌窦外侧，就越有必要翻瓣。

与传统印模相比，数字化口腔扫描仍然是一个相对烦琐的方法。使用的时间往往比弹性体材料的印模时间更长，而目前的口腔扫描仪器仍然很笨重。当然，在数字化高速发展的基础上，进步应该会很快。数字化印模的优势是多方面的：例如更适用于有明显呕吐反应的患者；没有脱模时牙齿脱落的风险；模型数据存储不占用空间；三维模型数据可以根据需要多次打印；永久的记录与保存模型颜色和形态等。因此，尽管口腔扫描存在缺点，但是现在也应该是从业者们开启数字化印模时代的时候了。

3D打印是另一个有望在不久的将来蓬勃发展的领域。由于目前的局限性，现在只使用3D打印来制作解剖模型、手术导板和放射导板。预估下一阶段的发展主要是利用减法技术来制造牙科修复体。当可以打印具有生物相容性的植入材料时，种植体就可以根据每个人的不同情况进行定制、设计和生产了。

3D打印也能够发展一些新材料。更轻、更坚固、可回收和适应性强的新材料也可以用来打印[18]。石墨烯等纳米材料的强度大约是钢的200倍，比人的头发细100万倍，并且是热和电的有效导体。随着新材料被开发，可以制作具有物理、化学和生物特性的、更接近牙科理想使用的产品可能更令人兴奋。

生物打印是将基因工程与3D打印相结合的过程。如今，细胞、组织甚至器官都可以被打印出来。骨骼、软骨、皮肤、血管、心脏和肝细胞已成功实现"人造"。可以预见，打印出相应材质和形状的"正确"组织，进行完整的解剖重建，不仅可以重建骨骼缺损，也可以重建软组织缺损。牙齿的结构较为复杂，如果能够将易于与血管结构吻合的牙周组织和牙槽骨一起打印，离骨结合种植的终点就不远了。

数字化技术正在改变我们的世界和生活。它与生物及材料学的结合必将彻底改变康复学和临床实践。这种改变已经走过了初级阶段，医学和牙科方面的培训将不一样。然而，基本的生物学原理应始终得到尊重，无法被技术取代。而在牙科和外科实践中，关注的焦点应该是患者的身心状况，而不是那些数字数据。

参考文献

[1] Brånemark PI, Grondahl K, Ohrnell LO, Nilsson P, Retruson B, Svensson B, Engstrand P, Nannmark U. Zygoma fixture in the management of advanced atrophy of the maxilla: technique and long-term results. Scan J

Plast Reconstr Surg Hand Surg. 2004;38:70–85.

[2] Esposito M, Worthington HV, Coulthard P. Interventions for replacing missing teeth; dental implants in zygomatic bone for the rehabilitation of the severely deficient edentulous maxilla. Cochrane Database Syst Rev. 2005; (4): 1–8.

[3] Aparicio C, Manresa C, Francisco K, Claros P, Alandez J, Gonzalez-Martin O, Albrektsson T. Zygomatic implants: indications, techniques and outcomes, and the zygomatic success code. Periodontology 2000. 2014;66:41–58.

[4] Chow J, Hui E, Lee PK, Li W. Zygomatic implants—protocol for immediate occlusal loading: a preliminary report. J Oral Maxillofac Sure. 2006;64:804–11.

[5] Miglioranca RM, Scotto-Major BS, Senna PM, Francischone CE, Cury AADB. Immediate occlusal loading of extrasinus zygomatic implants: a prospective cohort study with a follow-up period of 8 years. Int J Oral Maxillofac Surg. 2012;41:1072–6.

[6] Maló P, Nobre Mde A, Lopes A, Ferro A, Moss S. Five-year outcome of a retrospective cohort study on the rehabilitation of completely edentulous atrophic maxillae with immediately loaded zygomatic implants placed extra-maxillary. Eur J Oral Implantol. 2014;7(3):267–81.

[7] Chow J, Wat P, Hui E, Lee P, Li W. A new method to eliminate the risk of maxillary sinusitis with zygomatic implants. Int J Oral Maxillofac Implants. 2010;25(6):1233–40.

[8] Hinze M, Vrielinck L, Thalmair T, Wachtel H, Bolz W. Zygomatic implant placement in conjunction with sinus bone grafting: the "extended sinus elevation technique." A case-cohort study. Int J Oral Maxillofac Implants. 2013;28(6):e378–85.

[9] Hung KF, AI QY, Fan SC, Wang F, Huang W, Wu YQ. Measurement of the zygomatic region for the optimal placement of quad zygomatic implants. Clin Implant Dent Relat Res. 2017:1–8.

[10] Chauhan S, Dhakshaini MR, Gujjari AK. CAD CAM in implant dentistry. Saarbrücken: Lambert Academic Publishing; 2017.

[11] Vrielinck L, Politis C, Schepers S, Pauwels M, Nart I. Image-based planning and clinical validation of zygoma and pterygoid implant placement in patients with severe bone atrophy using customised drill guides. Preliminary results from a prospective clinical follow-up study. Int J Oral Maxillofac Surg. 2003;32:7–14.

[12] Chen X, Wu Y, Wang C. Application of a surgical navigation system in the rehabilitation of the maxillary defects using zygoma implants: report of one case. Int J Oral Maxillofac Implants. 2011;26(5):29–34.

[13] Hung KF, Huang W, Wang F, Wu YQ. Real-time surgical navigation system for the placement of zygomatic implants with severe bone deficiency. Int J Oral Maxillofac Implants. 2016;31(6):1444–9.

[14] Chow J. About 3D printing. The Hong Kong Medical Diary. 2013;18(11):26–8.

[15] Raico Gallardo YN, da Silva-Olivio IRT, Mukai E, Morimoto S, Sesma N, Cordaro L. Accuracy comparison of guided surgery for dental implants according to the tissue of support: a systematic review and meta-analysis. Clin Oral Implants Res. 2017;28(5):602–12.

[16] Chow J. A novel device for template-guided surgery of the zygomatic implants. Int J Oral Maxillofac Surg. 2016;45:1253–5.

[17] Widmann G, Berggren JP, Fischer B, Pichler-Dennhardt AR, Schullian P, Bale R, Puelacher W. Accuracy of image-fusion stereolithographic guides: mapping CT data with three-dimensional optical surface scanning. Clin Implant Dent Relat Res. 2015;17(Suppl 2):e736–44.

[18] Schwab K. The fourth industrial revolution. London: Portfolio Penguin; 2016.

第5章 以解剖学为导向的穿颧种植术（ZAGA）——针对上颌骨严重萎缩的修复理念

Carlos Aparicio

概述

如果患者上颌骨严重萎缩或部分切除，骨量的缺失可能造成无法植入常规种植体。上颌骨严重萎缩给合理分布种植体位点带来很大的挑战和限制，让重度上颌骨萎缩患者康复是植入颧骨种植体的主要目标[1-11]。显然，从外科的角度来看，使用4颗颧骨种植体治疗极度萎缩的上颌骨比在原始骨上植入传统种植体要复杂得多。在大多数情况下，上颌骨严重萎缩的患者只有一次机会接受穿颧种植手术进行治疗，利用颧骨种植体支撑配合无牙颌修复义齿替代患者缺失牙齿的咀嚼功能。因此，穿颧种植手术需要由受过专项训练的医生来实施手术，而且必须一次成功。

截至今天，临床经验和数据及其相继的研究[12-18]提倡了一种叫作以解剖学为导向的穿颧种植术（ZAGA）的新方法，该方法能克服传统技术和窦外技术的缺点。ZAGA方法规范了操作流程，并指导临床医生找到理想的种植体植入位点，并进行锚固种植体。适当的负重分布和种植体顶部穿出的适当位点，保证了上颌窦的正确封闭与软组织远期稳定性这些长期的关键性目标。

本章的目的是分享使用ZAGA治疗严重上颌萎缩所积累的经验。除了临床方面，还提出了一个想法：Zygoma ZAGA网络中心，旨在从业者之间传播和普及ZAGA的相关知识，并通过安全操作使严重萎缩性上颌骨患者康复。我们的目标是双重的：首先，为专业人员提供相关工具和专业培训，以充分应用ZAGA技术，达到成功治疗严重萎缩性上颌骨的目的；其次，是让患者群体了解ZAGA的好处和可行性。

穿颧种植体植入技术

最初的种植方案

由P-I Brånemark提出的经典外科技术（OST）描述了腭侧入口和种植的窦内路径（图5.1）。在上颌骨外侧骨壁的上颌窦开窗术

C. Aparicio (✉)
Hepler Bone Clinic, ZAGA Center Barcelona, Barcelona, Spain
e-mail: carlos.aparicio@zygomazagacenters.com; http://www.zygomazagacenters.com

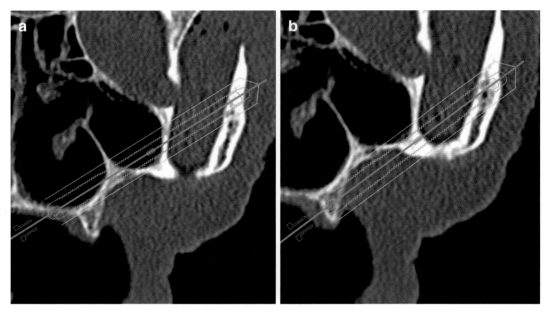

图5.1 （a）上颌前壁凹陷的锥形束图像显示，根据原始的手术方案，模拟上颌窦窦内路径植入种植体。（b）上颌前壁凹陷的锥形束切层图像显示，根据ZAGA理念，模拟种植体植入路径有上颌窦外路径部分。

也被推荐应用于观测穿颧种植体的放置和上颌窦窦膜的保护。通常这种截骨不精确，与最终种植体的位置也不匹配。此外，如果是被用来当作一个窗口来监测钻孔过程，截骨的大小也很重要。如果过大会影响种植体的骨结合和上颌窦的密封效果。此外，面对上颌窦外侧有明显凹陷的患者时，使用上颌窦内路径会导致种植体颈部在腭侧出现。这会导致后期修复体体积过大且难以清洁。

早期方案的首次改变

2000年，Stella和Warner教授[19]以及随后的Peñarrocha等[20]研究了上颌窦骨开窗术，利用穿过上颌骨外侧壁的开窗来引导和控制种植体植入。作者提倡使用局部麻醉和静脉镇静帮助颧骨种植体植入。他们首次讨论了直接穿过牙槽嵴将种植体放置在颧骨平台的重要性，以及如何处理极度萎缩上颌骨的建议。Stella和Warner教授针对原有颧骨种植技术进行了重大改进。

然而，由于上颌窦开窗术是在种植体钻孔之前作为单独步骤进行的，这妨碍了种植体与上颌窦骨开窗制备的精准匹配。此外，在窦壁解剖结构非常凹陷的情况下，并不需要开窗，可以保留完整的上颌壁（图5.2）。

Boyes-Varley教授及其同事在2003年[21]修改了原来的穿颧手术方法，目的是更好地进入植入位置并降低术后并发症。此外，他们发明了一种术中使用的器械，以帮助精准定位初始钻孔入口点，使其尽可能偏颊侧进入牙槽嵴。他们引入了一种新型的种植体设计，其头部角度有55°，以减少修复体的颊侧悬臂。尽管如此，腭侧入口和窦内种植路径仍然使用。

在2005年的Europerio会议上，Aparicio临床医生团体介绍了一种新的上颌窦外穿颧种植手术方法。随后，在2006年[12]和2008年[13-14]他们分别报道了具有前瞻性的1年和3年的研究成果，报道了上颌骨凹陷患者的窦外植入效果。为了在残留的牙槽嵴中间位置获得种植体颈部出口，从牙槽嵴的腭侧向颧骨进行钻孔。因为

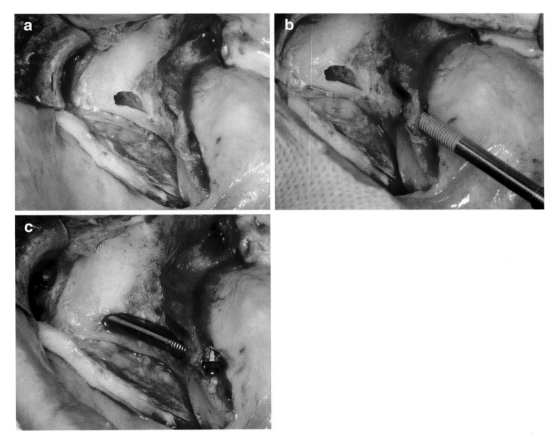

图5.2　（a）显示ZAGA 3型上颌窦骨壁钻孔的类型。颈部入口从腭侧以"ZAGA隧道"的形式进入。与开槽技术相反，上颌窦前壁保持完整，直到种植体进入颧骨突。（b）显示种植体通过"ZAGA隧道"的入口。保留的牙槽骨有助于软组织的封闭和稳定。（c）显示颧骨种植体的最终位置。请注意种植体的稳定性是通过双次钻入颧骨表面的皮质骨从而得到了优化。种植体本身将封闭钻孔。

之前没有进行上颌窦开窗，所以不需要考虑保存上颌窦膜的完整性。因此，颧骨种植体从前磨牙/磨牙牙槽嵴顶腭侧进入，穿过上颌窦外侧壁靠近上颌窦底和上颌骨。种植体执行窦外或上颌骨外路径，有时会触及侧窦壁。最后，种植体根端穿透颧骨，出现在颧弓的上部（图5.1a，b）。他们首次记录并测量了牙冠中心和种植体顶点之间的距离。新的窦外入路和传统入路的平均距离分别为3.8mm和11.2mm。此外，除1名患者外，其余患者在术后24小时内接受了即刻负重修复体。植入种植体后的平均Periotest®值低于（即更高的稳定性）之前二阶段手术的颧骨种植体。但是，依旧没有一个

清晰的可以确定手术植入点和植入路径的手术方案。

2006年和2007年，Miglioranza教授及其同事[22-23]在国际杂志[24]上用葡萄牙语以形象化的方式发布了颧骨种植体植入的技术及结果。Miglioranza教授和他的同事在2011年论述了该技术的回顾性成果。2008年，Maló及其同事[25]又报道了在一个试点通过上颌骨外锚固种植来修复严重萎缩性上颌骨的研究结果。该技术试图使用一种新研发的颧骨种植体以5mm直径的螺纹部分来锚固颧骨，以克服上颌窦并发症。随后，经过对18名患者1年后的随访，Maló教授等发现，有4例患者出现鼻窦炎，发病率为22%。

以解剖学为导向的穿颧种植术（ZAGA）

基本原理

2011年[15]，作者将100名患者的200个解剖部位的差异分为5种不同的类型。Aparicio提出，根据解剖结构使用特定的标准建立种植体路径，以解剖学为导向的穿颧种植术（ZAGA）[16]改进了上颌窦外种植技术。ZAGA理念为临床医生提供了一套标准化指南，可以获得理想的修复体位置，实现锚固、负重分布和种植体的平台转移，从而达到上颌窦长期的密封性和软组织的稳定性。ZAGA方法的基本原理是根据患者独特的解剖条件为其提供个性化的治疗方案。随后，可根据其特殊性使用不同的种植体设计。

过程

在这种新方法中，由解剖结构来指导种植体的制备。首先，为了获得最佳的修复效果，要根据修复体、生物力学及解剖参数来确定牙槽骨上种植体的入口点。然后，根据所需种植体的型号和长度以及颧骨的解剖结构来确定种植体根端的颧骨出口点。最后，由这两点所确定的种植体轨迹决定了种植体的制备和路径。因此，根据颧骨支撑和颧骨种植体的口内起始点，种植体的路径变化可以从完全的上颌窦内转到上颌窦外。

优点

此技术方法能达到手术目的，但不用上颌窦开窗。然而，需要牙龈翻瓣，充分暴露上颌骨后牙区及颧骨上边缘，控制和执行钻孔过程。因为不受窦膜的限制，所以手术会比原来

的手术技术节省大量时间。使用ZAGA方案，须采用精确的骨预备钻孔技术，通常包括上颌骨-颧骨皮质骨的二次穿孔（图5.2），进而获得更好的种植体稳定性，改善了骨与种植体的接触，增强了骨的密封性。从长远来看，该方法具有创伤小、手术时间短、优化了功能和美观性、降低了上颌窦并发症的风险等优点[17]。

ZAGA外科手术流程

ZAGA方案的术前分析与以往的术前分析方法一样。患者可在全身麻醉或静脉镇静下进行局部麻醉。患者在术前1小时服用单剂量抗生素（阿莫西林35mg/kg）。如果下颌仍有牙，从手术当天开始，每8小时服用750mg阿莫西林，持续7天。

从患者腭侧远中结节处到中线进行略微倾斜的腭侧切口。做一个垂直的前庭附加减张切口以暴露鼻棘。切口目的是将足够的结缔组织从腭部移至颊部，以防止软组织裂开（图5.3）。使用改良的手术器械（Bontempi ZAGA

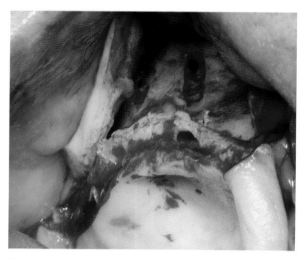

图5.3　切口从颊侧向腭部延伸，从腭侧牙槽嵴顶倾斜延伸至中线。在鼻棘处做一个垂直向的减张切口。注意"ZAGA-Channel"和"ZAGA-Tunnel"两种典型的骨预备术。

工具盒），翻瓣黏膜组织暴露牙槽骨，暴露眶下神经和上颌骨的外侧壁、后壁一直到颧弓的上缘。单侧穿颧种植建议采用"半口"翻瓣，手术创伤较小。如果鼻腔下方要植入常规轴向种植体，建议抬高鼻底以保护黏膜的完整性（图5.4）。改良后的工具盒有一个远端带钩子

的改良型开口器（Bontempi ZAGA工具盒），可以锚定在颧弓上缘（图5.5），有3种目的：

（1）确保颧骨及其界限的良好可见性。

（2）帮助外科医生看到正确的种植方向。

（3）在颧骨皮质骨处最顶端第二次穿孔时保护面部软组织。

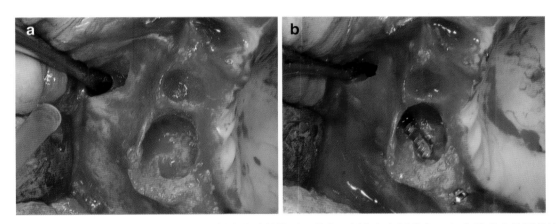

图5.4　（a）在骨厚度不足的情况下，植入上颌窦底种植体时，抬高上颌窦底方便手术。（b）注意在骨预备钻孔过程中要为保护上颌窦底而放置保护器。

图5.5　使用的牵引器类型及固位点。

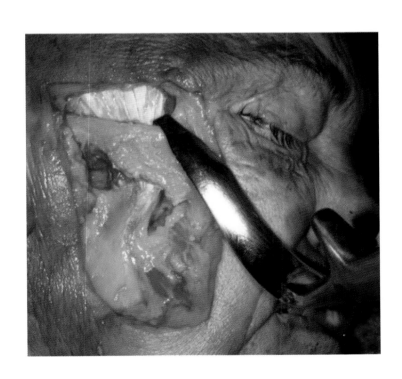

使用ZAGA流程和标准确定最佳种植体位置

在进行颧骨钻孔术或常规种植时，目标是在不破坏邻近组织结构的情况下，使孔洞形状尽可能与种植体相匹配。将孔洞与种植体方向匹配（图5.6），我们不用上颌窦开窗，可以尽可能多的保留牙槽嵴和上颌窦侧壁的骨量。至于放置在牙槽嵴中的常规种植体，颧骨种植体本身可以关闭骨窗。做到以上几点，就不再需要做上颌窦提升，并把创伤降到最小。

综上所述，本文介绍了在黏骨膜瓣切开并抬高后，按照ZAGA指南确定种植体理想位置

的三步法：

（1）确定种植体颈部在冠状位的最佳位置。

（2）确定颧骨处的穿出点。

（3）以上两点中的每个步骤都是根据下面规定的标准执行的。

口腔内种植体植入的位置

种植体植入步骤首先会确定口内种植体冠状位入口位置，该位置是由修复体、生物力学和解剖学决定的。由于最终的目标是使修复体尽可能接近自然牙，因此入口位置（种植体颈部出现）应位于或接近牙槽嵴顶部（图5.7），

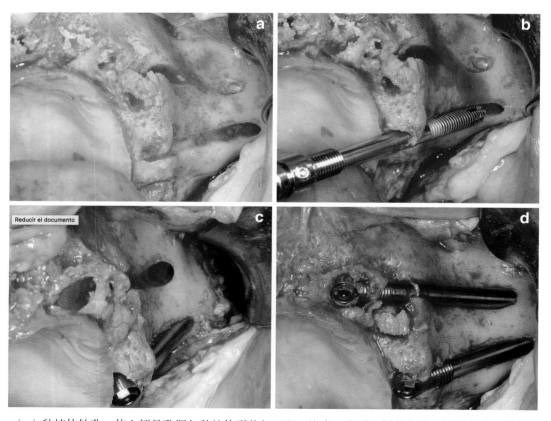

图5.6 （a）种植体钻孔，使上颌骨孔洞与种植体形状相匹配。注意，在到达颧骨之前，没有穿透上颌窦腔，最大限度地保持原始骨以及上颌窦膜的完整性。（b）在钻孔过程中种植体的植入与牙槽骨保持一致。（c）放置前牙区种植体的钻孔细节。注意上颌窦腔的入口位于颧骨水平，远离上颌牙槽嵴。种植体本身可以封闭骨组织。注意后牙区域的种植体是如何植入到牙槽骨嵴水平的。这种植入方式可以防止种植体压迫软组织。（d）同侧2颗颧骨种植体的经典类型。注意种植体周围出现的骨屑表明该技术达到了理想的骨封闭效果。

图5.7　种植体颈部接近牙槽嵴顶，便于后期设计美观轻巧的修复体。使用颈部倾斜55°的种植体则无须使用角度基台，可以简化并加快手术流程和修复时间。

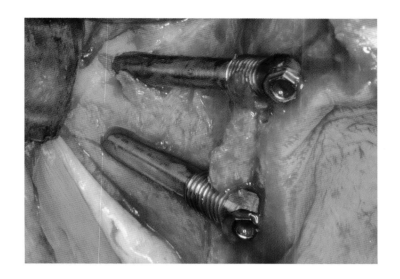

以获得美观及最轻巧的设计。这样的修复体不会干扰舌体，影响患者发音，也更容易清洁。为了使种植体根部出现在颊-腭正向轴径的位置，入口点位于牙槽嵴腭侧是很常见的，医生必须优先考虑解剖标准，我们将在后面讨论。

为了实现理想的咬合力分散和最小的悬臂长度，当植入2颗颧骨种植体时，优先考虑种植位点在第二前磨牙/第一磨牙区域的近中-远中端。当植入4颗颧骨种植体时，为了避免过长的

近远端悬臂，前牙种植体的位置大约在尖牙和侧切牙之间（图5.8）。平行或距离太近的颧骨种植体应尽量避免。这种植入位置通常是因为使用过宽直径的种植体（5mm）而造成的，会阻碍最佳的颧骨种植体分布[25]。

颧骨种植体应用于传统标准种植体因骨量不足而无法实现稳定性的区域。根据原始骨的分布，应考虑颧骨种植体近中、远中位置的变化。原始骨的缺失可能位于上颌骨前部，而不是典型的后牙区萎缩。如果存在前牙区骨量

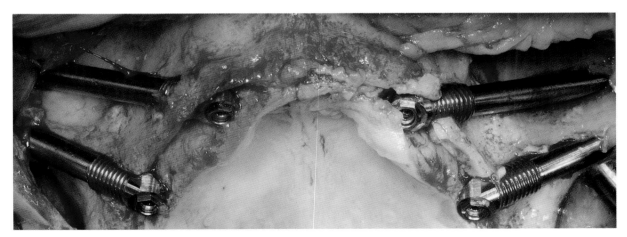

图5.8　根据ZAGA以修复体为导向的手术理念，四穿颧种植手术的种植体的经典排列方案。种植体颈部位于牙槽嵴的侧切牙/尖牙之间和第二前磨牙/磨牙区域。

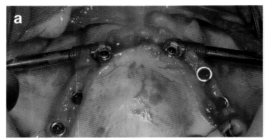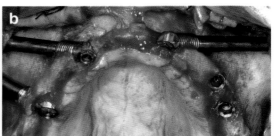

图5.9 （a，b）该患者的前牙区域牙槽骨吸收严重，无法植入常规轴向种植体。最后我们选择的手术方案是与常规相反的设计：常规种植体被植入后牙区，穿颧种植体被植入前牙区。

萎缩，颧骨种植体应该位于上颌骨前牙区（图5.9）。

种植体的颊腭侧位置和残余牙槽骨骨量有关，主要由两个因素决定：

- 牙槽突/基骨的垂直向和水平向的吸收情况
- 上颌骨前壁的弯曲程度

考虑到这一点，当发现有足够的骨量时，从牙槽骨嵴的腭侧进行初始制备（图5.10）。如果观察到更严重的吸收，在剩余牙槽嵴的颊侧进行第一次钻孔（图5.11）。骨吸收的程度和牙槽嵴的解剖结构将决定颧骨种植体的冠状位入口点的形状。ZAGA理念旨在预防出现并发症而不是出现后再治疗。这就是为什么当第

一次在牙槽嵴附近进行钻孔时，应该记住下面两个潜在的风险：

- 早期或晚期上颌窦瘘道的风险
- 种植体颈部周围软组织吸收的风险

这两种可能性都与初始牙槽骨的骨条件、骨密度和位置密切相关。例如，如果进行了腭侧骨壁或牙槽嵴修整术，骨壁较薄时（即厚度＜2mm），随着时间的推移可能会出现口腔-上颌窦瘘道。种植体颈部位点周围骨/软组织封闭性不好或后期吸收可能是由于以下原因造成的：

- 初始钻孔与种植体直径不匹配
- 手术过程造成的医源性感染导致种植体周围

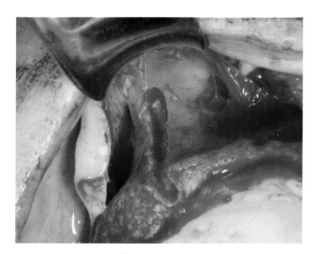

图5.10 ZAGA的经典的手术方法是从腭侧的牙槽嵴进行的4型解剖切口。骨预备钻孔是为了保持上颌壁颊侧的骨厚度和黏膜的完整性。

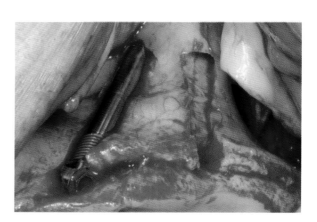

图5.11 ZAGA 4型解剖图。前牙区种植体植入到很深的钻孔中。后牙区微创ZAGA钻孔手术能够保持上颌窦膜在牙槽嵴水平的完整性，入口点在腭侧。

骨吸收

- 手术器械设备操作不当（例如钻孔冷却水直接喷向种植体与软组织连接处）
- 顽固性的牙周炎
- 患者吸烟
- 生理性骨萎缩过程

　　为避免软组织退缩，应注意不要将种植体位点过于偏向颊侧与牙槽骨距离太远，因为种植体可能会压迫软组织。这种颊侧种植体位置可能会损害软组织血管化的渗透性并导致牙龈黏膜开裂。当处理极度萎缩的上颌骨时，这种额外的处理可能特别重要，至少在颊侧封闭种植体，只能通过软组织实现（图5.12）。

　　依据我们的经验，当任意并发症之一（医源性上颌窦炎/口腔上颌窦瘘道或牙龈退缩）不可避免时，外科医生必须首先考虑避免上颌窦

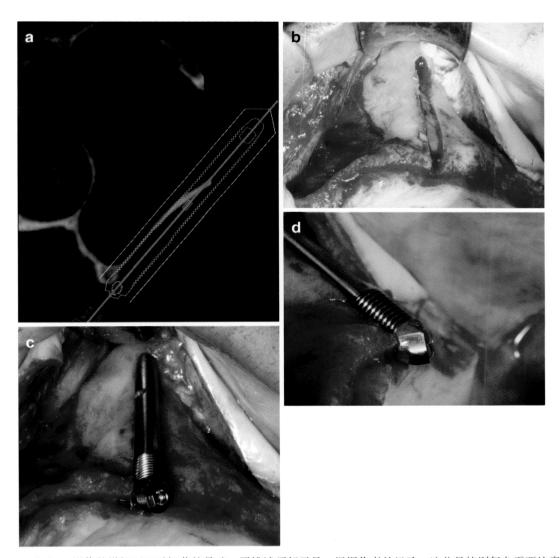

图5.12　（a）CT影像的纵切面显示极薄的骨壁，牙槽嵴顶部无骨。根据作者的经验，这些是特别复杂需要注意的地方。特别要注意防止后期并发症，例如上颌窦炎或软组织裂开。（b）骨预备钻孔，保持上颌窦膜的完整性直到颧骨入路。种植体颈部骨量缺失，并没有达到理想的长度，适当的增加植入深度。（c）植入。注意，种植体无法按照术前预期植入。由于过度的去骨，种植体植入较深的区域会增加并发症上颌窦炎的风险。（d）从侧面图看，种植体穿出牙槽嵴顶部。在这些情况下，我们应该能预估并阻止后牙区软组织裂开的问题。随附推荐ZAGA颈部骨移植术。

炎。根据之前的陈述，当遇到上颌骨萎缩程度达到Ⅳ型时，上颌窦植入路径应尽量靠近颧骨的顶端入路。此外，必须在种植体颈部的外侧保留至少5~10mm的自体骨和完整的上颌窦膜（图5.13）。

ZAGA 0至4型分类[15]（图5.14）建立了颧骨支撑-牙槽嵴区域的关系，包括各种ZAGA种植路径的选择。这种分类不仅有助于临床医生了解并发现个体间的解剖差异，并了解个体内部解剖变异的可能。如果窦底水平残余骨的厚度和宽度足够（至少3mm高×5mm宽），并且患者没有牙周炎病史，植入点应从窦内入路在靠近牙槽嵴中部的位置。另外，如果牙槽嵴水平的骨高度/厚度较小或上颌前壁较凹，则牙槽嵴入口应移向颊侧区域。根据牙槽骨的高度和

上颌壁的凹度，钻孔将形成隧道或管道的形状（图5.15）。

最终目标是实现种植体植入：

（1）将上颌窦开窗位置移到离种植体冠状位区域至少15mm的位置（图5.13）。

（2）保持牙槽骨与种植体颈部至少5mm的骨结合面积（图5.13）。

（3）将种植体尽可能地"埋入"牙槽骨中，这样不会压迫软组织（图5.15c）。

颧骨种植体根端入口的确定

当在颧骨表面进行2次皮质骨穿孔时，将为颧骨种植体的提供主要的锚固（图5.2c）。换句话说，只要可能，我们的主要目标是倾斜的

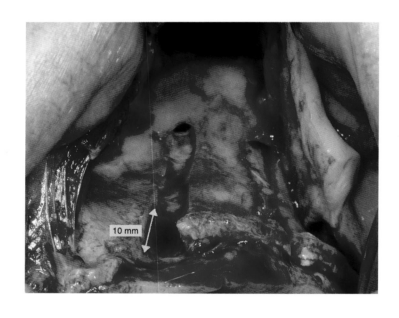

图5.13 颧骨"ZAGA-Channel"骨预备可视图。以相对保守的手术设计方案，保留超过10mm（尽可能推荐）的上颌壁骨量。注意，颧骨顶端出口的上颌窦膜的完整性。

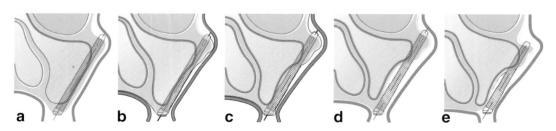

图5.14 （a~e）根据ZAGA上颌骨前壁的分类，颧骨种植体的5种可能植入路径示意图（来自Aparicio C[15]）。

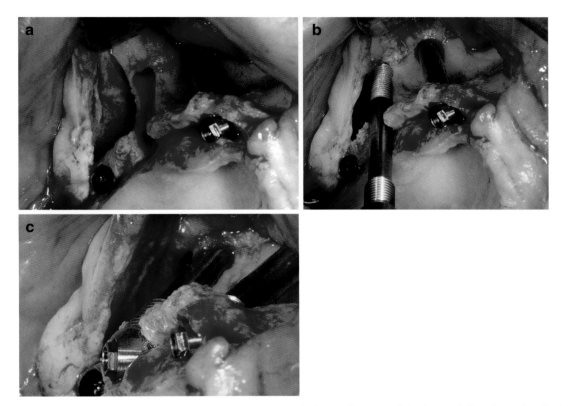

图5.15　（a）腭侧入口以获得适合宽度的种植区域，这样能够将种植体植入最大深度，避免软组织开裂。然而，在上颌窦壁的𬌗面和颊侧尽量保持骨壁厚度，这是避免后期发生上颌窦炎的重要条件。（b）通过"ZAGA-Channel"种植，从腭部放置后端种植体。前牙区种植体通过"ZAGA-Tunnel"备孔植入。（c）侧视图。两种骨预备钻孔手术都能容纳种植体头部的直径。

侧向种植体路径。根据ZAGA方案，在确定种植体的上颌钻孔/颧骨皮质骨钻孔时，有2个重要因素：

- 种植体数量
- 种植体根尖螺纹上方颧骨的剩余骨量（图5.16）

在这个阶段需要特别注意的是：

- 手术会误伤眶窝结构
- 医源性造成的颧骨骨折

关于颧骨种植体的植入数量，有2种情况比较常见：

- 后牙区牙槽骨萎缩，在尖牙区域有合适的骨条件，需要在每侧放置单颗颧骨种植体。为了减少远中悬臂，尽可能使种植体垂直，种

植体颈部尽可能靠向远中端。事实上，当使用第一磨牙位点而不是第二前磨牙时，钻头的最终出口可能会太靠近眼眶。要非常小心，不要刺穿骨性眼眶和破坏眶内容物

- 前牙及后牙区牙槽骨均萎缩。在这种情况下，通常选择在双侧颧骨中各植入2颗颧骨种植体的四穿颧种植[26-28]。由于其中一颗种植体需要放置在离眼眶较近的地方，所以应该非常小心。在骨预备钻孔之前，必须先探查眶下弧度和眶窝的解剖条件

遵循ZAGA预防并发症的理念，作者明显倾向于目前较窄的种植体设计（仅使用3mm、4mm的根尖直径），这需要更小的钻孔，并在种植体之间保留更多的骨。因此，降低颧骨骨

折的风险。

有一个有意思的比喻，一个椅子有4条椅子腿，将椅子腿插入椅子的坐板，可以实现椅子的初期稳定性。紧接着，将凳子腿相互连接形成第二个平面，防止发生侧向移动，进一步促进稳定。最后当椅子腿与地面接触时，受外力影响稳定性会更佳。颧骨种植体和我们所比喻的例子一样，稳定性主要受两个方面的影响：

• 根端位置：处于椅子坐板的水平位置，在颧骨水平位置植入的种植体与骨结合面积越多越稳定。因此，从上颌骨/颧骨下入口到颧骨上缘皮质骨出口的路径是关键

• 冠状位点：对所有种植体的固定，使用刚性连接修复体桥架以增强稳定性

按照ZAGA方案，颧骨根尖端钻孔必须具备2个特点：

• 在颧骨颊侧的上下两处穿孔（图5.2c）
• 在种植体螺纹根尖部分上方保留至少3mm的骨量（图5.16）

种植体根尖骨预备应进行两次钻孔，一次在颧骨颊侧的下入口，一次在颧骨颊侧的上出口，以达到种植体最大的稳定性。一旦确定了种植体的牙槽嵴位置，钻针将在颧骨的颊侧皮质骨下方钻第一个初始入口孔，在颧骨的颊侧皮质骨上方钻出第二个出口孔。钻孔可能包括颧骨后穿入颞窝、颞后窝部分植入路径、从窦腔或颞窝的颧骨后上入口，以及最终的颧骨上缘皮质骨出口（图5.1b）。为防止与钻孔有关的颧骨骨折，颧骨入口点的位置应确保颧骨种植体的根端位置上方至少还有3mm的剩余骨量。从这个角度上说，较窄的种植体直径显然更可取。

种植体路径的确定

一旦确定了牙槽嵴上的种植体冠状位点，钻头将直接指向颧骨。在大多数情况下，ZAGA的手术方案在进行颧骨骨预备钻孔手术

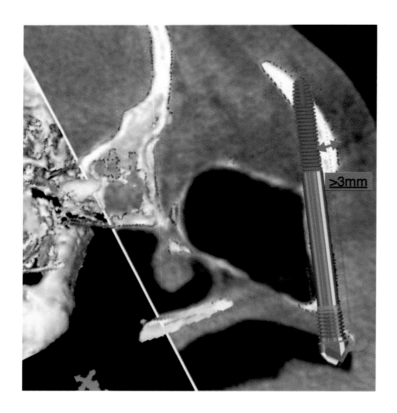

图5.16 CT扫描及模拟效果，理想情况下，钻孔时为防止颧骨骨折，我们必须保留种植体到骨壁3mm的最小骨量。

之前不使用上颌窦开窗术。与普通常规种植体一样，颧骨种植体植入的目标是获得相应的种植体锚固支撑。通过将骨预备钻孔手术与种植体相吻合，我们在保留牙槽骨和上颌窦侧壁尽可能多的骨量的同时，也避免了上颌窦开窗。在手术过程中没有开窗或穿孔。取而代之的是直接在上颌骨/颧骨上制备种植体窝洞，与种植体相匹配。种植体根尖钻孔的位置与种植体方向吻合需要做到以下几点：

• 借助黏骨膜瓣翻控制解剖界限和结构，包括颧骨上缘及相对颞窝的上颌窦后壁

• 使用放置在颧骨上缘的牵引器。牵引器可从3个方面帮助外科医生：

  – 扩大视野。

  – 引导最终的种植体方向。

  – 在颧骨上颊侧皮质骨最后穿孔时，保护软组织免受钻头的伤害。

　　如前所述，种植体连接入口点和出口点，无须提前开窗或是在上颌骨侧壁上磨除骨槽。

因此，种植体将匹配并密封所钻孔洞，无须额外的骨移植。根据解剖结构不同，颧骨种植体放置在上颌骨侧壁的位置也不同，从窦内路径到完全的窦外路径都有。根据ZAGA方案，种植体的放置可以分为5种类型：

• ZAGA 0型具有以下特点：

  – 上颌骨前壁非常平坦。

  – 种植体根部位于骨骼内，其周围高度至少为4mm，宽度至少为6mm（图5.14a和图5.17a）。

  – 在最初的Brånemark方案中，没有注意到上颌窦黏膜。在ZAGA 0型中，我们将穿过至少4mm高的牙槽骨及窦膜进行精准的种植体窝洞制备，在2～3周可以稳定种植体、封闭种植体周围的骨组织并修复窦膜。在这些情况下，如果有足够的骨量，可以考虑以保护上颌窦膜为目的的钻孔"窗口"，即遵循周国辉教授提出的方法，以消除颧骨种植术后[29]的上颌窦炎的风险。

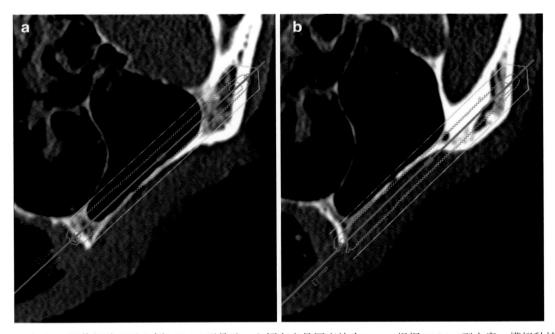

图5.17 （a）CT影像切片显示上颌ZAGA 0型骨壁。上颌窦底骨厚度约为4mm。根据ZAGA 0型方案，模拟种植体在上颌窦底的植入。（b）计算机CT扫描显示上颌窦壁ZAGA 0型。上颌窦底骨骼厚度为2～3mm。决定保留牙槽骨嵴的完整性。因此，种植体被植入在窦外，颊侧到牙槽嵴处，将情况转变为ZAGA 4型方案。

- 如果患者骨量不足或有牙周炎史或有吸烟史，作者倾向于将治疗方案改为窦外路径，以便将上颌窦开窗的位置远离牙槽嵴（图5.17b）。
- 种植体有上颌窦窦内路径。
- 种植体接触牙槽嵴和颧骨，有时也接触上颌窦侧壁。

- ZAGA 1型（上颌窦内-窦外混合路径），大部分种植体体部位于上颌窦内：
  - 上颌前壁略微凹陷。
  - 种植体颈部位于牙槽嵴顶上，前提是要保持种植体颈部周围骨高度至少约4mm（图5.14b）。如果患者整颗种植体周围的腭骨高度不足（图5.18a），或有牙周炎或有吸烟史，作者更倾向于使用窦外技术放置种植体路径，以便定位上颌窦开窗位置及远离入口点（图5.18b）。窦内路径加上颌窦开窗口甚至是骨移植被认为是有风险并更具有侵入性的。

- 钻孔显示种植体轻轻地穿过了上颌窦骨壁。
- 虽然可以透过骨壁看到种植体，但大部分种植体处于上颌窦内路径。
- 通常情况下，由于余下的牙槽嵴颊侧轻微倾斜，允许进行窦外入路，因此不需要提前进行开窗钻孔（图5.17b）。
- 种植体接触牙槽嵴、窦侧壁和颧骨。

- ZAGA 2型（上颌窦内-窦外混合路径），大部分种植体体部位于上颌窦外：
  - 上颌窦前壁凹陷。
  - 种植体颈部于牙槽嵴顶上。
  - 骨预备钻孔显示种植体穿过骨壁与种植体形态相匹配。
  - 不进行上颌窦开窗手术。
  - 可透过骨壁看到种植体，种植体大部分处于上颌窦外路径。
  - 种植体接触牙槽嵴、窦侧壁和颧骨（图5.3和图5.6）。

- ZAGA 3型［上颌窦外路径进入（牙槽骨）-

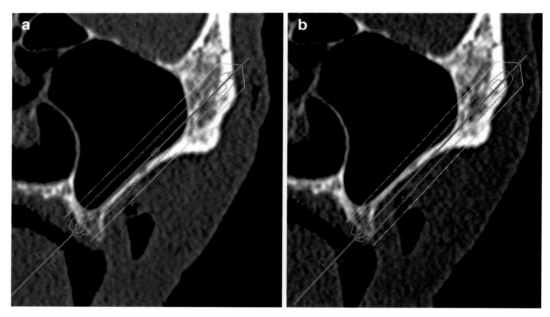

图5.18 （a）计算机断层片显示上颌前壁略微凹陷，ZAGA 1型。窦底的骨高度不足以容纳颧骨种植体颈部。虚拟种植体通过上颌窦窦底和牙槽嵴植入，由于腭侧窦底骨厚度较差，可能会有后期的上颌窦相关并发症。（b）计算机断层片显示与图5.18a相同的ZAGA 1型。因此，决定保留牙槽骨嵴完整性。种植体被放置在上颌窦外，颊侧到牙槽嵴处，将这种情况转化为ZAGA 4型方案。

出（窦外）–进入（颧骨）路径〕：

- 上颌骨前壁非常凹陷。
- 种植体颈部位于牙槽嵴上。
- 植入沿着腭部到颊侧牙槽骨上方的路径进行钻孔。然后，种植体离开上窦壁的凹陷部分进入颧骨。
- 术前未进行上颌窦开窗或磨除骨槽手术。
- 大部分种植体处于上颌窦窦外路径。
- 种植体中间部分未触及上颌窦壁的最凹处。
- 种植体在牙槽骨内和颧骨内有接触（图5.1b和图5.2）。

- ZAGA 4型（上颌骨外路径）：
- 上颌骨和牙槽骨表现出垂直向和水平向的严重骨吸收。
- 种植体颈部位于牙槽嵴的颊侧。在这个水平上没有或很少进行骨预备，以保留牙槽骨及冠状位上颌骨水平上的最大骨量。
- 钻孔沿着上颌窦壁外的路径到达顶端颧骨入口。
- 在此之前不进行上颌窦开窗或磨除骨槽手术。大部分种植体处于窦外/上颌骨外路径。只有种植体的根端部分被骨头包围。
- 种植体接触颧骨和窦侧壁（图5.12、图5.16和图5.17）。

最后建议

该ZAGA理念是对之前手术方案的改进：应逐渐积累经验，从提倡上颌窦内植入过渡到很多情况下的局部窦外植入甚至是上颌骨外路径植入。

在前6年的时间里，一直遵循原来的手术原则。随后，在上颌窦前壁较凹陷的情况下，开始小心地将种植体外移。在评估了术后1年和3年的结果，并获得了信心。今天，在ZAGA技术方面已经积累超过15年的经验。因此，可以

肯定，如果有真正的骨量不足的迹象（<4mm高或5mm宽），使用ZAGA 0型（图5.16）或1型（图5.17a）的情况越来越少。换句话说，很少有病例能满足那些牙槽嵴顶进入、窦内通路、保持种植体头部/颈部接触的最小骨量＞5mm，以及完整的上颌窦黏膜条件。如果满足这些条件，应该分析其他的治疗方案，例如短种植体，因为这些条件可能不适合做颧骨种植术。

如果种植体到上颌窦入口的骨量＜3mm，必须考虑患者的生活习惯和牙周病史等因素，并评估如果将来此水平的骨量消失将会引起口腔上颌窦瘘道。作者会优先考虑移植高质量的角化龈覆盖种植体，随着时间的推移能更好地保护种植体，避免反复发作的鼻窦炎及引起软组织开裂。图5.16b显示了一个ZAGA 0型的情况，其中种植体通过前庭放置在上颌窦外路径。

ZAGA方案旨在实现软组织对种植体的最佳牙龈附着。因此，强烈建议安装修复基台。此外，应在24小时内立即安装临时修复体，并平衡咬合关系[30-37]。这个阶段尽量不要有负重，也不能有远中端悬臂，建议进行一段时间的清淡饮食，以便种植体形成良好的骨结合。

颧骨ZAGA网络中心

上颌骨严重萎缩患者的康复是颧骨种植体植入的关键指征。特别是从外科手术的角度来看，使用颧骨种植体治疗上颌骨高度萎缩明显比在原始骨上植入传统标准种植体手术更复杂、难度更大。

统计数据显示，每年在普通诊所遇到的患有严重上颌骨萎缩的患者数量很低。考虑到穿颧手术的难度，作为一名全科医生，我们可以理解，成为颧骨种植术康复科专家是非常困难的。

在绝大多数情况下，上颌骨严重萎缩的患者只有一次机会使用颧骨种植体锚固来修复牙齿缺失。所以，我们一直坚持颧骨种植体治疗必须由专家进行，以确保一次成功。

ZZC（www.zygomazagacenters.com）是接受过ZAGA理念培训和认证的由专业人士组成的国际网络组织。ZAGA中心将那些在他们的家乡或城市需要进行颧骨植入的患者汇集在一起，由于经验的积累，ZAGA中心成为治疗上颌骨萎缩专业技术的真正"发言人"。ZAGA中心的主要任务是按照ZAGA方法进行手术，来完成固定修复的即刻种植和即刻负重。

为了做到这一点，并分享来自临床的专业知识，ZAGA中心通过Zygoma方案综合互联解决平台，其中包含实现标准化治疗结果所需的所有方案和指南。通过Zygoma方案综合互联解决平台，ZAGA中心得到了ZAGA伙伴们的支持，这是一群为患者提供修复体并监督他们长期维护修复体的专业人士。

声明：ZAGA方案的产生来源于克服原始技术缺陷的需求。几乎与所有的创新一样，如果没有一个起源，是不会发生本章中所描述的任何创新的。在这方面，我要深深地感谢我的导师P-I Brånemark教授，他分享了使用颧骨作为种植体远端锚固的构想。我也很感激他给我机会在1993年发表了第一篇报道，展示颧骨种植体在上颌骨康复中的应用。此外，我还要感谢Chantal Malevez教授在我前3个手术中的慷慨支持和帮助。回想起最初的紧张时刻，我仍然会微笑。我要感谢SouthernImplants C° 公司首席执行官Graham Blackbeard先生，感谢他与我们进行了激烈的讨论，以实现最佳的颧骨植入设计。SouthernImplants是"Zygan"的C° 制造商，提供了本章中说明所用的种植体颧骨模型。最后，我要感谢所有的同事，他们发表的论文慷慨分享了颧骨种植领域的经验。没有他们，我将无法把内容展示给大家。

参考文献

[1] Aparicio C, Brånemark PI, Keller EE, Olive J. Reconstruction of the premaxilla with autogenous iliac bone in combination with osseointegrated implants. Int J Oral Maxillofac Implants. 1993;8:61–7.

[2] Higuchi KW. The zygomaticus fixture: an alternative approach for imimplant anchorage in the posterior maxilla. Ann R Australas Coll Dent Surg. 2000;15:23–33.

[3] Stevenson AR, Austin BW. Zygomatic fixtures–the Sydney experience. Ann R Australas Coll Dent Surg. 2000;15:337–9.

[4] Parel SM, Brånemark PI, Ohrnell LO, Svensson B. Remote implant anchorage for the rehabilitation of maxillary defects. J Prosthet Dent. 2001;86:377–81.

[5] Bedrossian E, Stumpel L III, Beckely ML, Indresano T. The zygomatic implant: preliminary data on treatment of severely resorbed maxillae. A clinical report. Int J Oral Maxillofac Implants. 2002;17:861–5.

[6] Malevez C, Daelemans P, Adrianssens P, Durdu F. Use of zygomatic implants to deal with resorbed posterior maxillae. Periodontol 2000. 2003;33:82–9.

[7] Brånemark PI, Gröndahl K, Ohrnell LO, Nilsson P, Peturson B, Svensson B, et al. Zygoma fixture in the management of advanced atrophy of the maxilla: technique and long-term results. Scand J Plast Reconstr Surg Hand Surg. 2004;38:70–85.

[8] Aparicio C, Ouazzani W, Garcia R, Arévalo X, Muela R, Fortes V. A prospective clinical study on titanium implants in the zygomatic arch for prosthetic rehabilitation of the atrophic edentulous maxilla with a follow-up of 6 months to 5 years. Clin Implant Dent Relat Res. 2006;8:114–22.

[9] Davó R. Zygomatic implants placed with a two-stage procedure: a 5-year retrospective study. Eur J Oral Implantol. 2009;2:115–24.

[10] Bedrossian E. Rehabilitation of the edentulous maxilla with the zygoma concept: a 7-year prospective study. Int J Oral Maxillofac Implants. 2010;25:1213–21.

[11] Aparicio C, Manresa C, Francisco K, Ouazzani W, Claros P, Potau JM. The long-term use of zygomatic implants: a 10-year clinical and radiographic report. Clin Implant Dent Relat Res. 2014;16:447–59.

[12] Ouazzani W, Arevalo X, Sennerby L, Lundgren S, Aparicio C. Zygomatic implants: a new surgical approach. J Clin Periodontol. 2006;33(Suppl II):128.

[13] Aparicio C, Ouazzani W, Aparicio A, Fortes V, Muela R, Pascual A, et al. Extra-sinus zygomatic implants: three year experience from a new surgical approach for patients with pronounced buccal concavities in the edentulous maxilla. Clin Implant Dent Relat Res. 2008;12:55. https://doi.org/10.1111/j.1708-8208.2008.00130.x.

[14] Aparicio C, Hatano N, Ouazzani W. The use of zygomatic implants for prosthetic rehabilitation of the severely resorbed maxilla. Periodontol 2000. 2008;47:162–71.

[15] Aparicio C. A proposed classification for zygomatic implant patients based on the zygoma anatomy guided approach (ZAGA). A cross-sectional survey. Eur J Oral

Implantol. 2011;4:269–75.

[16] Aparicio C, editor. Zygomatic implants. The anatomy-guided approach. Surrey, UK: Quintessence Publishing Co Ltd; 2012. ISBN 978-1-85097-225-9.

[17] Aparicio C, Manresa C, Francisco K, Aparicio A, Nunes J, Claros P, Potau JM. Zygomatic implants placed using the zygomatic anatomy-guided approach versus the classical technique. A proposed system to report rhino-sinusitis diagnosis. Clin Implant Dent Relat Res. 2013;16:627. https://doi.org/10.1111/cid.12047.

[18] Aparicio C, Manresa C, Francisco K, Ouazzani W, Claros P, Alandez J, Albrektsson T. Zygomatic implants: indications, techniques & outcomes. Zygomatic Success Code (ZSC). Periodontol 2000. 2013;64:1–19.

[19] Stella JP, Warner MR. Sinus slot technique for simplification and improved orientation of zygomaticus dental implants. A technical note. Int J Oral Maxillofac Implants. 2000;15:889–93.

[20] Peñarrocha M, Uribe R, Garcia B, Martí E. Zygomatic implants using the sinus slot technique: clinical report of a patient series. Int J Oral Maxillofac Implants. 2005;20:788–92.

[21] Boyes-Varley J, Howes D, Lownie J, Blackbeard G. Surgical modifications to the Brånemark zygomaticus protocol in the treatment of the severely resorbed maxilla: a clinical report. Int J Oral Maxillofac Implants. 2003;18:232–7.

[22] Migliorança RM, Llg JP, Serrano AS, Souza RP, Zamperlini MS. Exteriorização de fixações zigomáticas em relação ao seio maxilar: uma nova abordagem cirúrgica. Implant News.2006;3(1):30–5.

[23] Migliorança RM, Coppedê AR, Zamperlini MDS, Mayo T, Viterbo RBS, Lima DM. Reabilitação da maxila atrófica sem enxertos ósseos: resultados de um novo protocolo utilizado em casos de edentulismo total. Implant News. 2007;4(5):557–64.

[24] Migliorança RM, Coppedê A, Dias Rezende RC, de Mayo T. Restoration of the edentulous maxilla using extrasinus zygomatic implants combined with anterior conventional implants: a retrospective study. Int J Oral Maxillofac Implants. 2011;26:665–72.

[25] Maló P, Araujo M, Lopes I. A new approach to rehabilitate the severely atrophic maxilla using extra-maxillary anchored implants in immediate function: a pilot study. J Prosthet Dent. 2008;100:354–66.

[26] Davo R, Pons O, Rojas J, Carpio E. Immediate function of four zygomatic implants: a 1-year report of a prospective study. Eur J Oral Implantol. 2010;3:323–34.

[27] Duarte LR, Filho HN, Francischone CE, Peredo LG, Brånemark PI. The establishment of a protocol for the total rehabilitation of atrophic maxillae employing four zygomatic fixtures in an immediate loading system a 30-month clinical and radiographic follow-up. Clin Implant Dent Relat Res. 2007;9:186–96.

[28] Stievenart M, Malevez C. Rehabilitation of totally atrophied maxilla by means of four zygomatic implants and fixed prosthesis: a 6–40-month follow-up. Int J Oral maxillofac Surg. 2010;39:358–63.

[29] Chow J, Wat P, Hui E, Lee P, Li W. A new method to eliminate the risk of maxillary sinusitis with zygoma implants. Int J Oral Maxillofac Implants. 2010;25:1233–40.

[30] Aparicio C, Rangert B, Sennerby L. Immediate/early loading of dental implants: a report from the Sociedad Española de Implantes World Congress Consensus Meeting in Barcelona, Spain, 2002. Clin Implant Dent Relat Res. 2003;5(1):55–60.

[31] Balshi SF, Wolfinger GJ, Balshi TJ. A retrospective analysis of 110 zygomatic implants in a single-stage immediate loading protocol. Int J Oral Maxillofac Implants. 2009;24:335–41.

[32] Bedrossian E, Rangert B, Stumpel L, Indresano T. Immediate function with the zygomatic implant: a graftless solution for the patient with mild to advanced atrophy of the maxilla. Int J Oral Maxillofac Implants. 2006;21:937–42.

[33] Chow J, Hui E, Lee PK, Li W. Zygomatic implants protocol for immediate occlusal loading: a preliminary report. J Oral Maxillofac Surg. 2006;64:804–11.

[34] Davó R, Malevez C, Rojas J, Rodríguez J, Regolf J. Clinical outcome of 42 patients treated with 81 immediately loaded zygomatic implants: a 12-to-42 month retrospective study. Eur J Oral Implantol. 2008;1:141–50.

[35] Davo C, Malevez C, Rojas J. Immediate function in the atrophic maxilla using zygoma implants: a preliminary study. J Prosthet Dent. 2007;97:S44–51.

[36] Mozzati M, Monfrin SB, Pedretti G, Schierano G, Bassi F. Immediate loading of maxillary fixed prostheses retained by zygomatic and conventional implants: 24-month preliminary data for a series of clinical case reports. Int J Oral Maxillofac Implants. 2008;23:308–14.

[37] Aparicio C, Ouazzani W, Aparicio A, Fortes V, Muela R, Pascual A, Codesal M, Barluenga N, Manresa C, Franch M. Immediate/early loading of zygomatic implants: clinical experiences after 2 to 5 years of follow-up. Clin Implant Dent Relat Res. 2010;12(Suppl 1):e77–82. Epub 2008 Dec 3.

第6章　上颌骨外路径的穿颧种植

Paulo Maló, Mariana Nunes, Miguel de Araújo Nobre, Armando Lopes, Ana Ferro

All-on-4®理念

在20世纪90年代，All-on-4®这一新的治疗理念开始发展起来，无须骨移植或任何其他外科手术，直接由种植体支撑并获得即刻负重的固定修复体，便能恢复无牙颌患者整个牙弓的咀嚼功能。这种方法在手术当天即可获得固定修复体，能有效减少患者的椅旁操作时间，造成的手术创伤及相关并发症的概率更小。通过植入4颗种植体——2颗前牙区种植体（标准轴向植入）和2颗后牙区种植体远中倾斜30°～45°植入，为最佳的种植体位置分布，可以均匀分散咬合力，缩短远中的悬臂长度，否则如果悬臂过长会有远中种植体骨结合失败的风险[1-3]。即使面对非常具有挑战性的骨萎缩病例[4-6]，All-on-4®理念也被证明是非常有效的。此外，在传统种植体无法修复的上颌骨极度萎缩病例中，将传统标准轴向种植体和颧骨种植体结合（All-on-4®混合植入法）；或是面对某些"极限病例"时，直接植入4颗颧骨种植体（All-on-4®上颌骨外路径植入法）[7-12]（图6.1和图6.2），也可以实现All-on-4®的修复理念。

修复萎缩性牙槽骨患者，需要使用颧骨种植体，如果使用传统的手术技法，由于上颌骨的解剖结构，可能导致种植体颈部的出口偏向腭侧，而修复体体积会过大且不美观，影响发音，并不利于口腔卫生。因此，上颌骨外路径植入术得以发展，可以获得最佳的种植体位置，减少了种植体颈部在腭侧出现的概率，颊侧悬臂也获得了更垂直的支撑基础。All-on-4®混合植入法和All-on-4®上颌骨外路径植入法也涵盖了此技术的应用。这样一来，我们就能为患者提供舒适且容易清洁的修复体，而且建立在能够获得理想种植体支撑的基础之上。

P. Maló (✉)
Maló Clinic, Lisbon, Portugal
e-mail: research@maloclinics.com

M. Nunes · A. Lopes · A. Ferro
Oral Surgery Department, Maló Clinic, Lisbon, Portugal

M. de Araújo Nobre
Research and Development Department, Maló Clinic, Lisbon, Portugal

© Springer Nature Switzerland AG 2020
J. Chow (ed.), *Zygomatic Implants*, https://doi.org/10.1007/978-3-030-29264-5_6

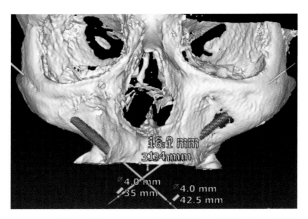

图6.1 计算机模拟All-on-4®混合植入病例，在上颌前牙区将2颗传统标准轴向种植体及双侧各1颗颧骨种植体相结合。

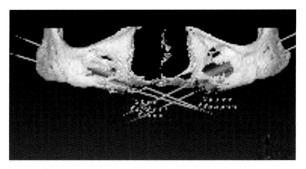

图6.2 计算机模拟All-on-4®上颌骨外路径植入病例，在上颌骨双侧各植入2颗颧骨种植体。

临床基本原理/依据

在上颌窦外入路手术中，将颧骨种植体植入在上颌骨外和上颌窦外（避开上颌窦腔），最终由颧骨提供锚固力[7-10]。尽管这种入路方法只将颧骨种植体固定在颧骨上，但由于种植体的位置更浅、更偏外侧，与传统入路相比，种植体会占据更多、更厚的颧骨骨量[11,13]。

在该技术中[7]，颧骨种植体骨预备钻孔通常从颊侧残余牙槽嵴开始，形成颊侧沟槽，随后沿着上颌窦壁方向形成通道，同时避免下方窦膜穿孔。无论上颌骨的解剖结构如何变化，种植体都从外路径进入上颌窦，并仅通过其螺纹状的根端部位在颧骨上"锚定"。此外，上颌骨外入路手术方案更直接，能更好地观察骨预备钻孔过程，有助于医生将种植体颈部定位在残余牙槽嵴上。因此，与传统手术方案相比，无论何种解剖条件，种植体颈部偏腭侧的概率更小。

使用NobelZygoma 0°种植体（Nobel Biocare AB）上颌窦外入路，可以将种植体颈部置于颊侧–牙槽嵴间的最佳修复位点。这种"异物感较小"的修复体为患者提供了更多的舒适感，对发音功能影响更少，而且更利于清洁。尽管是一种上颌窦外入路路径，仅有一部分的种植体被软组织覆盖，但骨制备时，在上颌窦外壁上会打通一个与种植体匹配的"沟槽"，同时关闭了上颌窦与口腔环境之间的互通，并为"沟槽"边缘的骨结合创造了理想的条件（图6.3）。只要植入扭矩达到30Ncm以上，该方法就可以完成即刻负重及修复的功能。

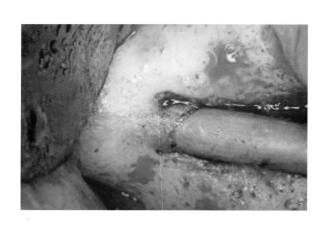

图6.3 上颌骨外路径入路–颧骨种植体通过进入上颌窦外侧壁的种植体沟槽，在到达颧骨前与沟槽紧密贴合。这种方法可以防止上颌窦和口腔之间产生瘘道，并促进种植体表面与骨边缘直接接触及骨结合。

种植体设计：NobelZygoma 0°种植体

NobelZygoma 0°种植体采用特殊的设计，适用于上颌骨外路径手术。种植体的根尖1/3处的直径为5mm，表面经过电镀氧化处理。种植体的颈部1/3处没有螺纹（与螺纹表面相比，可减少慢性炎症，且在不增加种植体直径的情况下提高机械阻力）。种植体根部的尖端处有利于骨结合的螺纹。选择5mm直径的种植体是为了增加骨组织和种植体之间骨结合面积，以获得即刻负重所需要的种植体初期稳定性，降低种植体的应力形变并提高抗折断能力。NobelZygoma 0°种植体设计为锥形尖（2.2mm），能促进双层皮质骨的锚固，与种植体接触的骨量更大，可达到即刻负重所需的初期稳定性（>30N）。这些设计旨在促进即刻负重的上颌骨外路径手术和修复方案的成功实施，其中还可以使用常规的角度基台或直基台，这些都增加了手术和修复体的灵活性。此外，更高角度（45°和60°）的多角度基台也被设计并生产出来，用于配合NobelZygoma 0°种植体一起使用，从而几乎可以得到100%的不同种植体的植入角度（图6.4）的补偿。这些新的设计使颧骨种植体的恢复注意事项与传统种植体相似。

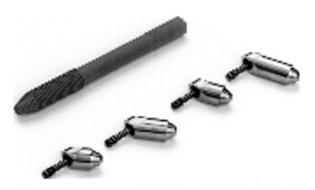

图6.4　NobelZygoma 0°种植体和一组成角45°和60°的多角度基台。

上颌骨外路径种植体即刻负重

对于接受颧骨种植体治疗的患者来说，即刻负重临时修复体是至关重要的。目的是在康复阶段提供良好的美学效果以及咀嚼和语言功能。放置临时修复体的其他优点还包括可以在二阶段手术时放置基台，降低种植体颈部周围软组织出现破裂时造成窦口瘘道的风险（假设跨黏膜组织有多重粘连/断开时意味着软组织屏障建立缓慢和窦口瘘道的风险增加）[14]。此外，最终基台的放置可提高螺丝扭矩至35Ncm，降低松动风险。最后，将所有颧骨种植体连接在一起，尤其是All-on-4®上颌骨外路径植入法系统病例中，从生物力学的角度来看，咬合力的跨牙弓应力分布很重要。

生物力学因素

在传统的方法中，尽管颧骨种植体穿过4个皮质骨层（牙槽嵴、上颌窦底、上颌窦顶和颧骨上缘）。众所周知，即使第一阶段时所有位置都有骨结合，但是随着时间的推移，大部分位置的冠状位锚固力都会消失。从机械角度来讲，其实意味着种植体只固定在颧骨上，与上颌骨外路径植入无异。因此，有报道称颧骨种植体在水平负重下会弯曲，并且观察到种植体长度越长所获得的支撑骨量越多。这一现象Brånemark教授建议，在可能的情况下，植入2颗稳定的传统标准轴向种植体[15]。

然而，在All-on-4®上颌骨外路径植入法或All-on-4®混合植入法中的颧骨种植体总是使用临时修复体，临时修复体在即刻负重后充当咬合夹板。最后，当患者适应临时修复体的咬合关系后，使用相同的原理，制作最终修复体。这种操作通常用于分配横𬌗及侧方𬌗的压力，并通过跨牙弓来稳定修复功能[16]。对颧骨种植体颅面结构应力分布的三维有限元分析验证了这一操作的优势，表明咬合力主要由颧骨支撑。具体来说，模拟完成修复后显示，当种植体稳固后，应力并不集中在支持颧骨种植体的牙槽骨周围，而是通过颧骨下嵴转移，在颧骨颞突和额突处沿几个方向分散分布[17]。

上颌窦外入路的优势

简而言之，通过上颌窦外路径植入颧骨种植体的主要优势是：

- 与传统手术技术相比，手术时间更快、更简单、创伤性侵入更小
- 改变了修复体固定螺丝的出口位置（颧骨种植体颈部出现在牙槽嵴中央），缩小了修复体的体积，提供了更方便清洁、发音更好、佩戴更舒适的修复体
- 修复体悬臂较短（远中和颊侧），因为种植体入口在第一磨牙牙槽嵴位置。因此，修复体会更稳固（抗折断性增强）
- 种植体与骨组织在颧骨内有更多接触，杠杆压力减轻，可增强即刻负重能力
- 减少了上颌窦黏膜的侵入，降低了上颌窦炎的风险

适应证标准

当患者骨量/骨嵴的宽度 > 5mm，高度 < 10mm，颧骨种植体被认为是一种有效的治疗选择。从一侧尖牙至另一侧尖牙的区域是标准All-on-4®所需要的强制性骨体积。当上颌后区骨量不符合上述方案，但前牙区牙槽骨符合上述方案［C-Ⅵ（Cawood和Howell分类）］时，可在后牙区植入2颗上颌骨外路径颧骨种植体，配合前牙区2颗标准轴向种植体植入（All-on-4®混合植入法）[7]。当残留的牙槽骨嵴不能满足最低条件，不能在近中线区域［高于C-Ⅵ（Cawood和Howell分类）］放置上颌前牙区标准轴向种植体时，仅能植入上颌骨外路径颧骨种植体：这样的解剖条件是使用All-on-4®上颌骨外路径植入法方案的标志[7]。

技术描述

治疗规划

患者检查

All-on-4®手术方案的治疗规划从回顾病史开始，随后进行详细的临床和X线检查、口内和口外照，以及取模（图6.5）。

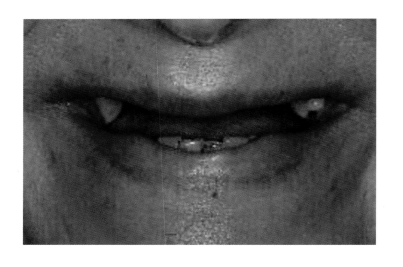

图6.5 患者在治疗规划期间拍摄的口外照片。

X线评估

无论是All-on-4®标准植入、混合植入还是上颌骨外路径植入方案，上颌窦间的骨组织数量和质量是指导All-on-4®手术入路的关键因素。在诊断和治疗规划阶段，全口曲面断层片和计算机断层扫描（CT扫描）或锥形束计算机断层扫描（CBCT）是必要且必需的环节。考虑到之前描述的关于采用或不采用All-on-4®混合植入法或All-on-4®上颌骨外路径植入法修复方案的最小骨体积/骨嵴标准，CT扫描/CBCT评估将确定颧骨种植体的植入方案：如果CT扫描/CBCT的14个上颌骨横断面（间隔1mm）紧邻中线区域（对应中切牙和侧切牙）显示最小骨量高7mm、宽4mm，则可以采用All-on-4®混合植入法（图6.6）。在前牙区牙槽骨条件未能达到常规种植体所需要的最小骨量情况下，就只能采用上颌骨外路径颧骨种植体（All-on-4®上颌骨外路径植入法）植入方案。

通过二维和三维CBCT扫描也可以评估颧骨的厚度和高度（图6.7）。横断面图像是诊断颧骨厚度和高度的必要影像。颧骨是位于面部上方一个小的四边形骨骼，是眼眶外侧壁和底壁的一部分。它与额骨、蝶骨、颞骨和上颌骨相连。主要由皮质骨（±83%）组成，并且厚度

相对较薄（平均厚度为4.4~8mm）[18]。

为了更精确地规划手术，使用3D打印模型或Nobel Clinician软件模拟种植方案可以呈现出最佳的种植体位置。此外，还应分析颧骨和上颌窦的情况。仔细分析上颌窦的低密度阴影，以防止将种植体植入上颌窦有炎症的患者。如果有任何病理迹象，应将患者送到耳鼻喉科医生处进行治疗，然后再植入种植体。除了对骨条件的详细检查外，还需进行相关的美学评估，其中包括评估唇部支撑（口外软组织支撑）、笑线、修复体空间和垂直咬合高度的变化[7]。

手术方案：按部就班

根据患者的意愿、健康程度以及病例的复杂性，手术时可以对患者进行局部麻醉或全身麻醉。

手术从拔牙开始（例如有余留牙，如图6.8所示），然后在牙槽嵴稍向腭侧至牙槽嵴正中处切开，以保留颊侧皮瓣中的角化龈组织。此外，在颧突位置处做2个垂直向的松解切口。然后提起黏骨膜瓣（全厚瓣），直至达到以下解剖极限：①上颌骨前部的鼻底部；②颧骨后上

图6.6　基于MSCT/CBCT进行放射性评估的计算机模拟图形。如果上颌骨前部的最小骨高度为7mm，最小骨宽度为4mm，则应考虑All-on-4®混合植入方案。

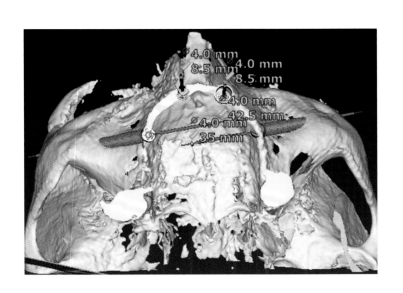

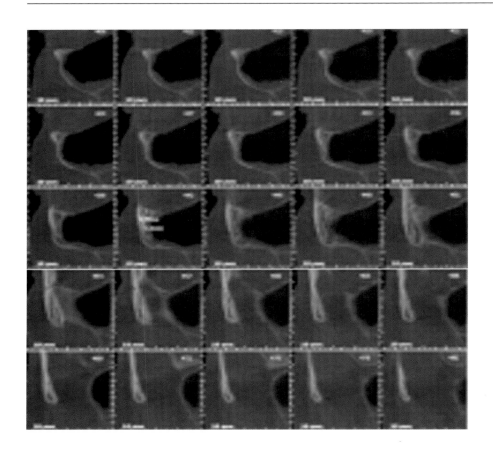

图6.7　X线片评估——CBCT对颧骨种植体患者颧骨厚度和高度的评估有一定的参考价值。

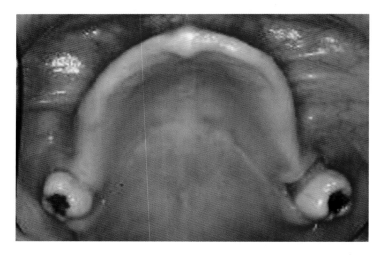

图6.8　手术开始进行牙槽嵴部切口前，将余留牙拔除。

缘；③上颌骨的后边缘，这样可以识别眶下神经并直接观察到颧骨的下边缘（图6.9）。眶下神经是一种感觉神经，负责面部、下眼睑、上唇和鼻翼的神经支配。它构成上颌神经的末端分支，从上颌骨经眶下孔伸出，并伴有动静脉血管。种植体的手术区域受骨骼形状以及眶下

孔位置的限制，因为它位于眼眶边缘下方，而不同患者之间的距离差异很大。此外，它与眶下缘和梨状孔的距离可能导致可用骨量变少。

颧骨牵引器（改良的Austin Tissue Retractor；Hu-Friedy，莱门，德国）用于牵开软组织（图6.10）。腭侧黏膜也掀开约1cm，并穿过中线

图6.9 在颧突上做2个远端松解切口，提起一个黏骨膜瓣（全厚瓣），以充分暴露上颌骨至颧骨的后上缘。

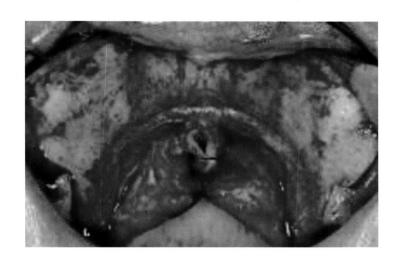

图6.10 颧骨植入手术中使用改良的Austin组织拉钩作为颧骨牵引器。

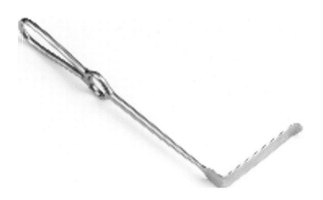

缝合。如果牙槽嵴较薄或骨骼形状不规则，偶尔可能联合使用咬骨钳（Rongeur Bayer；Hu-Friedy）及钻针进行骨平整重塑。

All-on-4®混合植入法

只要上颌骨中线近中牙槽骨高度保持在7mm以上，宽度保持在4mm以上，就可以植入常规种植体。用2mm的麻花钻在垂直于瞳孔水平线的中线上下钻，并放置水平定位器（Nobel Biocare AB）。在切牙区域植入2颗与水平定位器相平行的标准轴向种植体（图6.11）。如果发现初期稳定性低（＜30N）及可利用骨量欠佳，则应植入更多的种植体。

在手术中根据上颌窦外壁的解剖条件、颧骨的形状和周围的结构（例如眶下孔和眶底）来确定颧骨种植体的位点和长度（尽管之前可

以使用Nobel Clinician软件进行评估）。骨预备钻孔时尽可能在靠后牙区位点起始，与颧骨后缘保持3mm的安全距离。如果需要，后牙区的剩余位置应足够允许植入更多的种植体。

首先在上颌骨牙槽嵴和上颌窦壁用先锋钻备洞（图6.12），接着用金刚砂钻针修整（图6.13），然后开始钻入残留的牙槽骨并顺着上颌窦窦外路径延伸，直至到达颧骨。此操作也可以使用超声骨刀设备（EMS压电，尼龙，瑞士）来实现。这两种器械都对上颌窦黏膜的侵入创伤较小，必须保持上颌窦膜的完整性。为了实现这一点，在骨预备钻孔开始之前，沿着"通道"小心地将上颌窦膜从窦内壁剥离1～2mm（图6.14）。此"通道"有助于种植体钻头进入颧骨并为其提供一个最佳路径，不会受到任何干扰，通常更利于将种植体"附着"

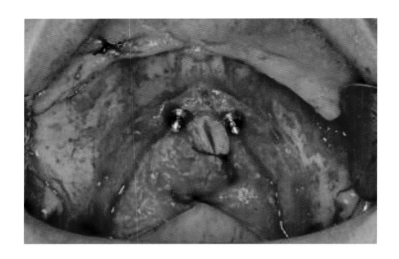

图6.11　在All-on-4®混合植入病例中，在上颌切牙区域植入2颗标准轴向种植体。

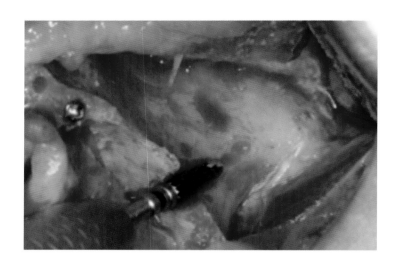

图6.12　种植体骨预备钻孔植入上颌骨外路径的NobelZygoma 0° 种植体——第一个钻头是钨钢先锋钻，在上颌牙槽嵴和上颌窦侧壁制备一个通道。

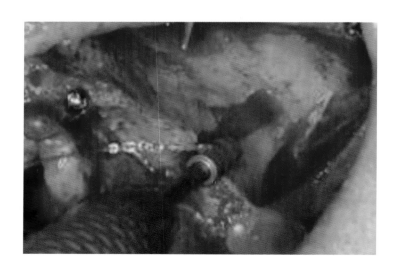

图6.13　种植体骨预备钻孔植入上颌外的NobelZygoma 0° 种植体——第二个钻头是金刚砂钻针，沿着上颌侧壁完成通道制备，将颧骨种植体引向颧骨。

图6.14　种植体骨预备钻孔植入上颌骨外路径的NobelZygoma 0°种植体——任何沿通道暴露的上颌窦膜都应被剥离并保护，以防止上颌窦膜穿孔。

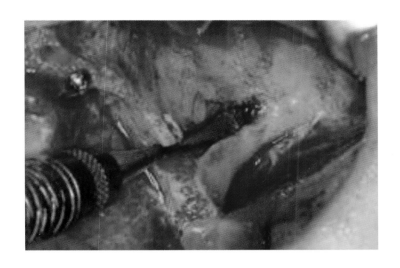

在上颌骨外侧壁上。

　　探查上颌窦的颧骨部分，使用球钻车针进一步确定钻孔方向。用球钻车针在颧骨的内侧表面上做一个入口标记（图6.15）。之后，用2.9mm麻花钻穿透颧骨外的皮质骨，通过一个具有下斜面（对应于颧骨入口）和上斜面（对应颧骨制备后的出口）的圆柱形通道后进行双层皮质骨固位。

　　在手术过程中，外科医生的中指（持握牵引器的手）位于颧骨上缘的外表面，以感觉外部皮质骨的制备，防止对上面的软组织造成损伤。

　　在考虑颧骨的厚度和密度后，接下来钻头

的使用顺序为：3.5mm、4.0mm和4.4mm麻花钻（Nobel Biocare AB）（图6.16）。插入校准探针，从颧骨后上皮质骨层延伸至上颌骨牙槽嵴处测量NobelZygoma 0°颧骨种植体的长度（图6.17）。

　　考虑此区域的骨骼类型/密度，以及种植体锚固所在的颧骨外皮质骨层厚度（尖端2.2mm），不断调整的钻孔方式以及颧骨种植体的形状，这些使得种植体可以很容易地实现足够的初期稳定性并完成即刻负重（>30Ncm）。通常，种植体在50Ncm处停止入钻，需要手动植入到正确的位置。宏观设计上允许种植体充

图6.15　种植体骨预备钻孔植入上颌骨外路径的NobelZygoma 0°种植体——在颧骨的入口位点使用直径2.9mm车针做标记。

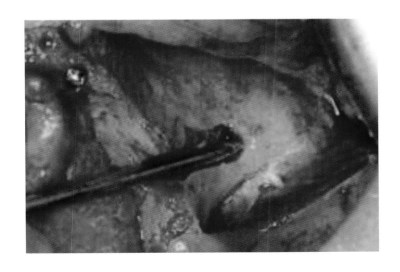

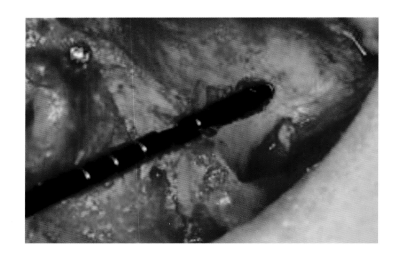

图6.16　种植体骨预备钻孔植入上颌骨外路径的NobelZygoma 0° 种植体——颧骨内种植体钻孔使用直径3.5mm、4.0mm和4.4mm的麻花钻完成。

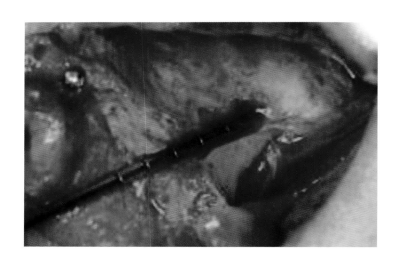

图6.17　使用校准探针，从颧骨后上皮质骨层延伸至上颌骨牙槽嵴处测量Nobel-Zygoma0° 颧骨种植体的长度。

当骨扩张器。种植体根部应位于颊部/根尖至顶部1～2mm处，以获得一个完美的修复体位置（图6.18～图6.20）。

All-on-4®上颌骨外路径植入法

　　当患者上颌骨前牙区域严重吸收而无法植入任何传统种植体时，则需要使用All-on-4®上颌骨外路径植入法植入种植体。在这种情况下，假设颧骨形态和手术区域（上颌骨前部受眶下区孔限制，后部受上颌骨后缘限制）条件足够，按照之前描述的相同钻孔方案在双侧再

放置2颗颧骨种植体（图6.21）。

　　当需要双侧植入颧骨种植体时，以后牙区种植体为参照，种植体之间最小需保持5mm的距离。特别是在All-on-4®上颌骨外路径植入法时，要特别注意眶下孔和眶底，以避免在种植体骨预备钻孔和植入过程中破坏这些解剖结构。

　　由于后牙区的颧骨后上缘与上颌骨牙槽嵴之间的距离较短，因此后部颧骨种植体通常比前部颧骨种植体更短。

　　种植体穿出的情况取决于它的三维倾斜度，三维倾斜度取决于萎缩的上颌骨形状和患

图6.18 植入NobelZygoma 0° 种植体。

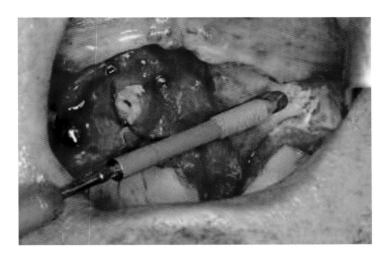

图6.19 植入2颗前牙区传统标准轴向种植体和2颗NobelZygoma 0° 种植体后，缝合皮瓣前安装多单元基台。

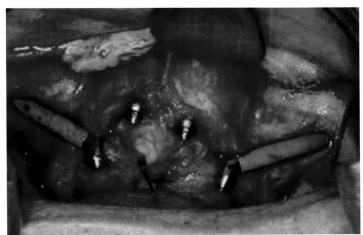

图6.20 All-on-4®混合植入病例中，安装临时修复体并即刻负重后所拍摄的OPG影像。

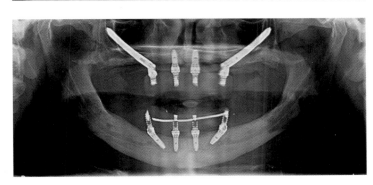

图6.21 All-on-4®上颌骨外路径植入种植体的患者安装临时修复体，并即刻负重后的术后X线检查。

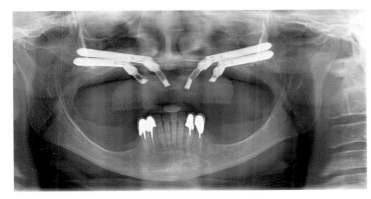

者的面部形态。远中种植体颈部穿出的位点应在第一磨牙到第二前磨牙之间，而前部种植体应在尖牙和侧切牙之间。尽管种植体颈部的位点明显优化了（与传统手术技术相比，该方法更贴近颊部），但在某些情况下，必须进一步使用角度基台来补偿种植体的高倾斜度。为了获得卫生、美观、舒适和耐用的修复体，并让修复体底座更轻巧，可以使用45°和60°的多单元角度基台，每个基台有12种不同的方向，轻松"矫正"0°颧骨种植体（Nobel Biocare AB）。

种植体植入后，连接基台。种植体的选择和放置是为了使其与其他修复体高度保持一致，并促进螺丝在临时和固定修复体中的正确安装。颊侧软组织不应被减少，否则可能会导致基台周围角化龈不足或颊肌紧张。

缝合后，将开窗式托盘印模帽安装到复合基台上，并且通过钢丝或丙烯酸树脂夹板来固定（GC Corp，东京，日本）。印模使用的是高弹性印模材（Zhermack Co，罗维戈，意大利）。移除印模帽后，将愈合帽拧到基台上以支撑种植体周围的黏膜组织，同时将制作最终修复体。

将高密度丙烯酸树脂修复体（PalaXpress Ultra，Heraeus Kulzer，哈瑙，德国）和钛柱体（Nobel Biocare AB）通过螺钉连接到修复基台，调整咬合后，建立双侧稳定的咬合关系（图6.22）。

手术完成后为患者开具抗生素、皮质类固醇药物、抗炎药物（在服用皮质类固醇药物后开始递减）、镇痛剂和胃保护剂，为期15天。指导患者在2个月内食用软性食物，开始2个月在日常口腔卫生保健中使用氯己定或透明质酸凝胶。指导患者使用牙刷和牙线清洁修复体。不建议使用口腔冲洗器，因为会导致种植体周围的密封性被破坏。

根据MALO CLINIC方案，患者被纳入随访计划，并进行临床评估（10天、2个月、4个月、6个月、9个月、1年，之后每4个月1次）及影像学检查（10天、4个月、1年随访，此后每年1次）[7-11]。每次随访时移除修复体以进行临床评估和预防性治疗。

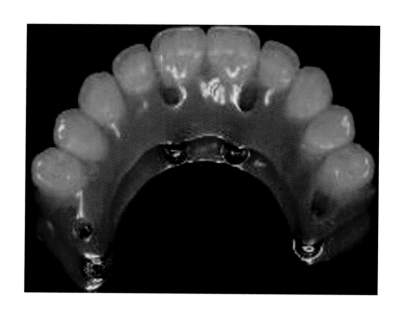

图6.22　使用螺钉固定后的丙烯酸临时修复体。

最终修复体

根据患者需求，可选择金属–陶瓷种植体、钛支架及全瓷冠（MALO CLINIC马泷桥，实用新型编号10759）或金属–丙烯酸树脂种植体、钛支架及丙烯酸树脂冠（MALO CLINIC马泷桥）在术后至少6个月的愈合时间后替换临时修复体。上颌骨外路径手术入路可减少修复体螺丝孔从腭部穿出（图6.23）。

需要特别注意尽可能使人工牙龈底部更圆润些，减少自然牙龈和人工牙龈的接触面积。此外，为了保持口腔卫生，必须去除修复体的任何夹角和倒凹，并尽可能地抛光修复体与自然牙龈接触的表面。

结果

在中长期随访中，即刻恢复咀嚼功能的颧骨种植体在修复极度萎缩的上颌骨时有很高的存活率[9-10]。Maló教授等[9]研究并报道了在2006年登记的第一个病例样本5年后的结果，颧骨种植体通过即刻负重功能对上颌骨萎缩患者进行全口无牙颌的康复治疗，累积种植体存活率为98.8%。此外，在一项规模最大的长期效果评估中，Maló教授等[10]发现，352名患者通过All-on-4®混合植入法（Nobel Biocare AB）或All-on-4®上颌骨外路径植入法（Nobel Biocare AB）的747颗上颌骨外路径颧骨种植体，7年后随访累积存活率为94.4%和98.2%。此外，同一项研究报道了99.7%的修复体存活率。

并发症

尽管颧骨种植体植入的并发症发生率较低，但仍可能会引起一些并发症。重要的是要明白，大多数上颌骨萎缩的全口无牙颌修复是通过All-on-4®标准方案运用高技巧植入的（例如面对骨裂、开窗、经上颌窦或翼上颌种植的种植体）[4-6]，只有在极端情况下是通过上颌骨外路径颧骨植入的。所以，在分析潜在的生物和机械并发症时，应考虑这种上颌骨极度萎缩的患者病例。

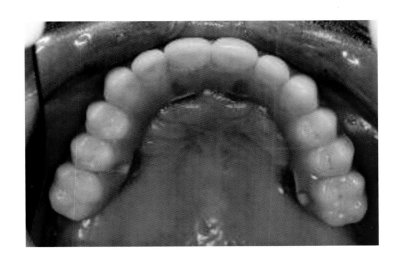

图6.23 咬合面视图显示上颌骨外路径NobelZygoma种植体处于有利位置。

生物并发症

参考目前公布的规模最大的关于颧骨上颌骨外路径手术技巧的研究，352例患者，747颗颧骨种植体，6个月至7年的随访时间，生物并发症发生率为22.7%[10]：

（1）上颌窦炎或鼻腔–上颌窦炎（7.4%；n=26例，其中21例患者在种植体手术前诊断为鼻窦炎）。

（2）种植体周围炎（15.3%；n=54例患者）。

上颌窦炎：流行病学、预防与治疗

上颌窦病变在上颌骨外路径颧骨种植体及其周围的发生率较低（7.4%）[10]。但无论是在种植体植入后不久还是植入后较长时间，与颧骨种植体相关的最常见的并发症（高达37.5%）[19-20]，文献中都做了报道。

然而，上颌窦炎似乎并不妨碍颧骨水平的骨结合。疾病通过多种体征和症状表现出来，常常分为主要和次要两类。如果患者被诊断为上颌窦炎，必须至少满足以下主要症状中的两个：面部疼痛或有压迫感、面部淤血或充血、鼻塞、有脓性分泌物、嗅觉减退或嗅觉丧失、（鼻）检化脓和发热。或存在一项主要症状和以下两项次要症状：头痛、口臭、疲劳、牙痛、咳嗽、耳痛或耳鸣。又或者，在内镜检查中观察到脓性分泌物时，因为这是疾病存在的特征表现[21]。

如果患者上颌窦外壁过度弯曲，窦膜破裂的风险增加，则需进行三维计算机断层扫描，包括上颌骨、颧骨以及眶底和外侧壁（顺时针观察时）将有助于预测这种风险。应在术前告知这些患者如果上颌窦膜破裂则会增加鼻窦炎发生的风险[8]。

对于既往诊断为上颌窦炎的患者，在恢复治疗中上颌窦炎的风险似乎更高[7-10]。因此，必须先确定好患者的病史，如果有任何病理迹象，则不应该进行手术。这些患者应该被清楚地告知上颌窦炎的风险会增加。

在这种情况下（图6.24），首选始终是喹诺酮类或头孢菌素类抗生素治疗2～3周，通常与抗组胺类药物和局部降充血剂联合使用。如果初始治疗失败，应将患者送到耳鼻喉科医生

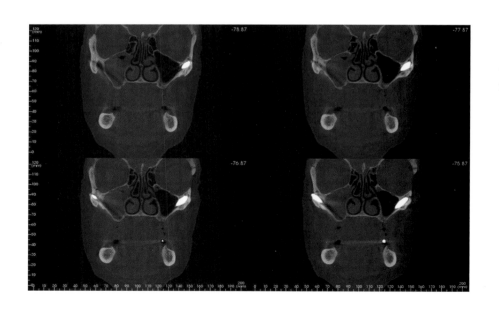

图6.24 上颌窦鼻窦炎患者接受上颌骨外路径颧骨种植体植入术后的CBCT影像。

处进行诊断并采用慢性上颌窦炎治疗方法进行治疗。在持续慢性上颌窦炎的情况下，可能需要进行功能性内镜上颌窦手术，来矫正任何解剖结构的畸形情况或者去除息肉，主要目的是恢复鼻窦骨道复合体的通透性。

如果存在口腔瘘道，则必须进行外科手术，清洁来自口腔的细菌残渣，并去除因感染而产生的任何分泌物。同时，进行口腔手术以闭合瘘道。

实行这些手术后如果鼻窦炎症复发，或还有口腔窦道的情况下，即使已有了骨结合，也必须移除种植体。解决方法有2种：一种是切断种植体，留下颧骨已有骨性结合的部分；另一种是将整颗种植体取出。

种植体周围炎

既往对上颌骨外路径颧骨种植体[10]的研究显示，种植体周围病变的发生率为15%，这与其他标准种植体固定修复的研究结果相当[22]。此外，之前的一项研究比较了通过上颌骨外路径手术技术植入的颧骨种植体与标准种植体的口腔卫生和临床指标，发现2种种植体或植入方案之间没有显著的统计学差异[11]。修复体颈部或种植体周围的软组织炎症发生的频率和强度与其他类型的固定修复体相似，软组织炎症的主要原因是口腔卫生不良。

上颌骨外路径入路可能会降低生物并发症的发生率，因为它有助于制作更轻巧的修复体。因此，口腔清洁更容易。修复体原因引起的生物并发症通常可以很容易地通过修整修复体（重建、抛光和精加工）来解决。适当的口腔卫生习惯，必要时，偶尔使用抗生素和局部清创（刮治和0.2%氯己定冲洗）通常足以解决这些并发症。

机械性并发症

根据之前一篇关于上颌骨外路径技术植入颧骨种植体的上颌全牙弓修复的文章显示，似乎机械并发症与标准种植体的修复体类似，包括修复体螺丝松动或折断[10]。这项研究中，在长达7年的随访期间，101名患者发生了修复体折断（其中50名患者为临时修复体折断，51名患者为丙烯酸树脂修复体断裂或烤瓷蹦瓷）和53名患者的修复体松动。然而，这些并发症中有1/3在术前诊断有重型磨牙症；有141名患者将种植体修复作为对颌牙列使用——这两种情况我们之前已经确定为机械并发症高风险发生率的原因[23-26]。

这些并发症很容易解决，例如通过修补修复体和拧紧固定螺丝（例如有螺丝松动）。咬合情况需要进行评估并为磨牙症患者制造夜间保护殆垫。

当基台螺丝及基台松动引起周围软组织发炎时，应取出基台，用生理盐水冲洗种植体头部，并将新的灭菌基台连接到种植体上。在颧骨种植体周围出现软组织炎症时，重要的是评估是否存在感染，如果存在感染，是否蔓延到鼻窦。

未来的挑战

参考以上所述，上颌骨外路径手术技术作为一种最佳的手术方案，可以避免手术植骨同时还能保持高成功率和存活率。另外，还有一些技术上的改进，例如预备上颌窦壁以保护上颌窦膜，在冠状位置处（上颌骨嵴）增加骨组织与种植体的骨结合面积，以实现窦口封闭，修复体类型的改进以提高减震性并降低机械并发症的可能性。

参考文献

[1] Maló P, Rangert B, Nobre M. "All-on-4®" immediate function concept with Branemark System implants for completely edentulous mandibles: a retrospective clinical study. Clin Implant Dent Relat Res. 2003;5:S2–9.

[2] Maló P, Rangert B, Nobre M. "All-on-4®" immediate function concept with Brånemark System implants for completely edentulous maxilla: a 1-year retrospective clinical study. Clin Implant Dent Relat Res. 2005;7:S88–94.

[3] Krekmanov L, Kahn M, Rangert B, Lindström H. Tilting of posterior mandibular and maxillary implants of improved prosthesis support. Int J Oral Maxillofac Implants. 2000;15:405–14.

[4] Malo P, Nobre Mde A, Lopes A. Immediate rehabilitation of completely edentulous arches with a four-implant prosthesis concept in difficult conditions: an open cohort study with a mean follow-up of 2 years. Int J Oral Maxillofac Implants. 2012;27:1177–90.

[5] Maló P, Nobre M, Lopes A. Immediate loading of 'All-on-4' maxillary prostheses using trans-sinus tilted implants without sinus bone grafting: a retrospective study reporting the 3-year outcome. Eur J Oral Implantol. 2013;6:273–83.

[6] Maló P, de Araújo Nobre M, Lopes A, Rodrigues R. Preliminary report on the outcome of tilted implants with longer lengths (20–25 mm) in low-density bone: one-year follow-up of aprospective cohort study. Clin Implant Dent Relat Res. 2015;17(Suppl 1):e134–42. https://doi.org/10.1111/cid.12144.

[7] Maló P, Nobre Mde A, Lopes I. A new approach to rehabilitate the severely atrophic maxilla using extramaxillary anchored implants in immediate function: a pilot study. J Prosthet Dent. 2008;100:354–66.

[8] Maló P, Nobre M, Lopes A, Francischone C, Rigolizzo M. Three-year outcome of a retrospective cohort study on the rehabilitation of completely edentulous atrophic maxillae with immediately loaded extra-maxillary zygomatic implants. Eur J Oral Implantol. 2012;5:37–46.

[9] Maló P, Nobre Mde A, Lopes A, Ferro A, Moss S. Five-year outcome of a retrospective cohort study on the rehabilitation of completely edentulous atrophic maxillae with immediately loaded zygomatic implants placed extra-maxillary. Eur J Oral Implantol. 2014;7:267–81.

[10] Maló P, de Araújo Nobre M, Lopes A, Ferro A, Moss S. Extramaxillary surgical technique: clinical outcome of 352 patients rehabilitated with 747 zygomatic implants with a follow-up between 6 months and 7 years. Clin Implant Dent Relat Res. 2015;17(Suppl 1):e153–62. https://doi.org/10.1111/cid.12147. Epub 2013 Sep 4.

[11] de Araújo Nobre M, Maló P, Gonçalves I. Evaluation of clinical soft tissue parameters for extramaxillary zygomatic implants and conventional implants in All-on-4 hybrid rehabilitations: short-term outcome and proposal of clinical recommendations for intervention in recall appointments. Implant Dent. 2015;24:267–74. https://doi.org/10.1097/ID.0000000000000253.

[12] Agliardi EL, Romeo D, Panigatti S, de Araújo Nobre M, Maló P. Immediate full-arch rehabilitation of the severely atrophic maxilla supported by zygomatic implants: a prospective clinical study with minimum follow-up of 6 years. Int J Oral Maxillofac Surg. 2017;46:1592–9. https://doi.org/10.1016/j.ijom.2017.05.023. Epub 2017 Jun 24.

[13] Corvello Corvello PC, Montagner A, Batista FC, Smidt R, Shinkai RS. Length of the drilling holes of zygomatic implants inserted with the standard technique or a revised method:a comparative study in dry skulls. J Craniomaxillofac Surg. 2011;39:119–23. https://doi.org/10.1016/j.jcms.2010.03.021.

[14] Davó R, Malevez C, Rojas J, Rodríguez J, Regolf J. Clinical outcome of 42 patients treated with 81 immediately loaded zygomatic implants: a 12- to 42-month retrospective study. Eur J Oral Implantol. 2008;1:141–50.

[15] Brånemark PI, Grodahl K, Ohrnell LO, et al. Zygoma fixture in the management of advanced atrophy of the maxilla: technique and long-term results. Scand J Plast Reconstr Surg Hand Surg. 2004;38:70–85.

[16] Bedrossian E, Stumpel LJ III. Immediate stabilization at stage II of zygomatic implants: rationale and technique. J Prosthet Dent. 2001;86:10–4.

[17] Ujigawa K, Kato Y, Kizu Y, Tonogi M, Yamane GY. Three dimensional finite elemental analysis of zygomatic implants in craniofacial structures. Int J Oral Maxillofac Surg. 2007;36:620–5.

[18] Nkenke E, Hahn M, Lell M, Wiltfang J, Schultze-Mosgau S, Stech B, et al. Anatomic site evaluation of the zygomatic bone for dental implant placement. Clin Oral Implants Res. 2003;14:72–9.

[19] Chow J, Hui E, Lee PK, Li W. Zygomatic implants-protocol for immediate occlusal loading: preliminary report. J Oral Maxillofac Surg. 2006;64:804–11.

[20] Becktor JP, Isaksson S, Abrahamsson P, Sennerby L. Evaluation of 31 zygomatic implants and 74 regular dental implants used in 16 patients for prosthetic reconstruction of the atrophic maxilla with cross-arch fixed bridges. Clin Implant Dent Relat Res. 2005;7:159–65.

[21] Lanza DC, Kennedy DW. Adult rhinosinusitis defined. Otolaryngol Head Neck Surg. 1997;117:1–7.

[22] Atieh MA, Alsabeeha NH, Faggion CM Jr, Duncan WJ. The frequency of peri-implant diseases: a systematic review and meta-analysis. J Periodontol. 2013;84:1586–98. https://doi.org/10.1902/jop.2012.120592. Epub 2012 Dec 13.

[23] Maló P, Nobre M, Lopes A. The rehabilitation of completely edentulous maxillae with different degrees of resorption with four or more immediately loaded implants: a 5-year retrospective study and a new classification. Eur J Oral Implantol. 2011;4:227–43.

[24] Maló P, de Araújo Nobre M, Borges J, Almeida R. Retrievable metal ceramic implant-supported fixed prostheses with milled titanium frameworks and all-ceramic crowns: retrospective clinical study with up to 10 years of follow-up. J Prosthodont. 2012;21:256–64. https://doi.org/10.1111/j.1532-849X.2011.00824.x.

[25] Kim Y, Oh TJ, Misch CE, et al. Occlusal considerations in implant therapy: clinical guidelines with biomechanical rationale. Clin Oral Implants Res. 2005;16:26–35.

[26] Kinsel RP, Lin D. Retrospective analysis of porcelain failures of metal ceramic crowns and fixed partial dentures supported by 729 implants in 152 patients: patient-specific and implant-specific predictors of ceramic failure. J Prosthet Dent. 2009;101:388–94.

第7章　四穿颧种植：严重萎缩性上颌骨的即刻负重修复技术

Rubén Davó, José E. Maté Sánchez de Val

概述

　　"四穿颧种植"理念，也被称为"全牙弓4颗颧骨种植体"颧骨植入方法，包括4颗颧骨种植体的植入，种植体前后位置被适当分布，方向上做合理的倾斜，以获得咬合力的均匀分布，是弥补患者上颌骨前后区域骨高度不足的一种修复方式。这种方法已经通过了临床验证，伴随即刻负重修复后，在术后的随访中获得了预料之中的短期及远期效果。

背景

　　随着人们对生活品质追求的日益增加，临床上现在接受到越来越多的上颌骨严重萎缩患者的到访。随之，年长患者群体的治疗诉求也处于增长趋势[1-2]。

　　随着人们牙列的逐渐缺失，一系列因素都影响着上颌骨的骨量，最后会导致上颌骨严重萎缩、骨量缺失，这时想用传统的手术方法植入种植体是很困难的[3]（图7.1）。广泛研究后

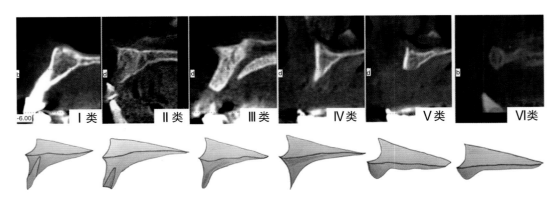

图7.1　无牙颌上颌骨Cawood和Howell分类。第Ⅴ类和第Ⅵ类为四穿颧种植术适应证指征。

R. Davó (✉)
Department of Implantology and Maxillofacial Surgery, Medimar International Hospital, Alicante, Spain
e-mail: davo@institutodavo.com

J. E. Maté Sánchez de Val
UCAM Universidad Católica San Antonio de Murcia, Murcia, Spain

© Springer Nature Switzerland AG 2020
J. Chow (ed.), *Zygomatic Implants*, https://doi.org/10.1007/978-3-030-29264-5_7

发现，这类的骨组织流失遵循一种可预测的流失模式，相关有大量的文献可查。缺失牙位点处的颊舌侧壁骨吸收有两个阶段，且具有重复性：第一阶段是在缺牙区域出现牙槽骨间隔，束状骨被编织骨取代，唇颊侧牙槽嵴顶骨高度降低，骨形态被改变，形成垂直方向的骨吸收；第二阶段是骨壁末端即牙槽骨的宽度和高度又进一步发生吸收。

为了解决上颌骨吸收患者的困扰，目前临床上普遍的治疗方法有3种：选择可摘的活动义齿；在需要植入种植体的骨缺失区域进行骨移植手术以达到骨增量；在非牙槽骨区域进行种植体锚固，例如穿颧种植体及穿翼种植体[4-5]（图7.2）。在过去没有穿颧种植技术时，我们面对上颌骨吸收的患者，大多数采用可摘活动义齿的修复方法，但是目前来说，活动义齿的修复方法，已经无法满足患者日益增长的功能性需求、心理需求及社会活动需求[6]。

骨增量技术在临床上被广泛应用于骨条件不足的患者，并有大量科学依据的支持。然而，骨增量技术在临床上和生物学方面一直有诸多限制，这使得骨增量手术配合常规种植体修复的成功率低于那些植入在牙槽骨基底骨外的种植体[7]，例如颧骨种植体或翼上颌种植体。在临床手术中，上颌窦增生并伴有不可控的感染病症、严重的牙槽骨萎缩，或者其他临床情况（例如意外创伤或因肿瘤治疗而进行的重度骨切除手术），这些都意味着唯一能够的解决方法便是通过颧骨植入[8]。

从生物学的角度来看，自体骨移植被认为是最好的选择，但骨增量区域承受负重时，可能会出现负重后骨吸收，此问题根源在于本身临床上富有挑战性的手术技术完成情况。此外，由于手术植入骨组织后，增量区域内部及外部没有良好的血供，因此骨增量手术很难应用于较大区域的垂直方向上的骨缺损；换句话说，在重建较大区域的垂直向骨缺损时，想实现移植物本身及外部足够的血供通常是不可能的[9]。

此外，几乎没有什么研究调查过关于通过骨移植术（包括自体骨移植和其他生物学移植材料）再生严重萎缩性上颌骨的骨量。最近针对这类患者进行的一项随机临床试验表明，虽然生物学材料有可能实现骨再生，但术后恢复需要430天左右。相比之下，选择颧骨种植手术具有更好的治疗效果并缩短了治疗时间，是更为快速的手术康复方式[10]。

在严重牙槽骨萎缩的情况下，非牙槽骨基底骨种植体是骨增量手术的一种可预判的替代方案；避开严重的骨缺损区和骨吸收，在不同区域的骨骼中植入种植体能获得更高的种植体存活率。

颧骨种植体技术被广泛应用于治疗因肿瘤、外伤或先天性疾病引起的骨缺损患者。利用可替代的骨组织结构和骨突来实现稳定，具体来说就是利用颧骨来固位及支撑面部骨骼。颧骨种植体可以与牙槽骨内常规种植体联合使用，也可以单独负重修复体。一些解剖学研究已经证实了颧骨的骨质非常优良，并强调了颧骨皮质骨对种植体锚固的重要性。也有文献记载，通常在种植体植入的颧骨区域具有更宽、更厚的骨小梁结构，这可能解释了为什么颧骨种植体能拥有良好的初期稳定性，并适合进行即刻负重的原因。因此，穿颧种植手术的另外一个优点就是具备即刻负重的条件，可以迅速地恢复患者的咬合功能和生活质量[6]。

颧骨种植体的适应证和禁忌证

适应证

颧骨种植体适用于上颌骨严重萎缩的无牙颌患者（图7.3），这类患者牙槽骨骨量严重不

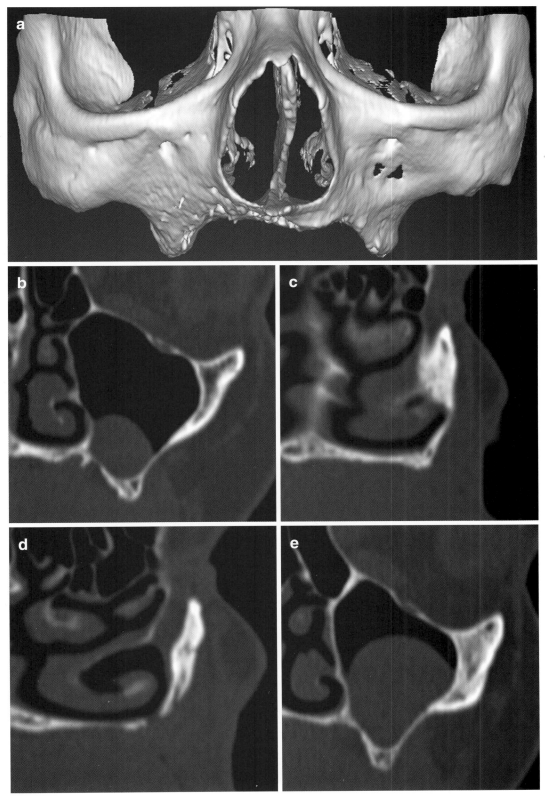

图7.2　（a）种植体和骨移植物松动后通过三维重建（Nobel Clinician）完全萎缩的上颌骨。（b）左后区。（c）左前区。（d）右前区。（e）右后区。

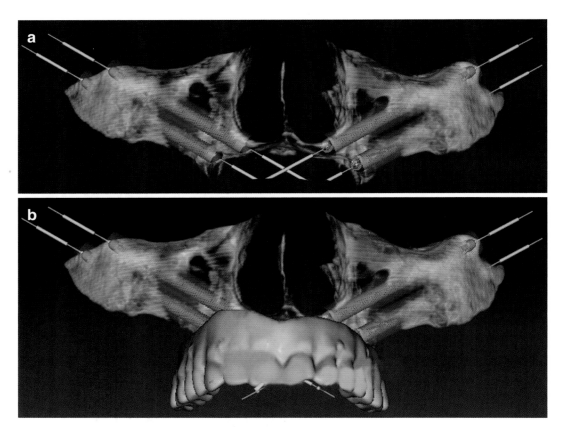

图7.3　（a）运用双次CT扫描模拟规划四穿颧种植体。（b）包括患者修复体的模拟规划。

足，想要使用传统种植体及全牙弓固定的修复方式恢复口腔功能，或者前牙区有条件的在前牙区植入2颗常规种植体，联合后牙区颧骨种植体来恢复口腔功能。手术区域是否具备可操作的骨量需要通过CBCT或是螺旋CT扫描来进行确定。当剩余牙槽骨垂直方向至上颌窦底骨高度＜2mm时，就需要进行颧骨种植治疗[11-12]。

在种植业界内，将常规种植体联合颧骨种植体进行修复是否更便利存在一些争议。根据我们的经验，在上颌骨前牙区域如果不能植入至少10mm长度种植体的情况，实施四穿颧种植技术不失为一种谨慎的选择。

禁忌证

- 种植外科手术的一般禁忌证

- 头颈部区域照射量超过70Gy的患者
- 有免疫缺陷的患者
- 已接受或正在接受高剂量静脉注射氨基双膦酸盐治疗高血压的患者
- 口腔内未治愈牙周病的患者
- 口腔卫生和卫生意识差的患者
- 糖尿病患者
- 孕妇或是哺乳期妇女
- 严重酗酒或是吸毒的患者
- 患有精神类疾病的患者
- 开口度异常窄小的患者（前牙区颌间距离＜30mm）
- 种植体手术区域有急性或慢性炎症/感染的患者
- 颧骨组织异常的患者（在对尸体进行研究后表明，大多数情况下颧骨的水平区域可以植

表7.1　三维CT影像评估人类颧骨尺寸（n＝14）

	沿种植体轴向测量颧骨（mm）	垂直于种植体长轴的颧骨中间宽度（mm）	
		前区宽度	矢状面宽度
平均数	14.1	8.3	20.5
标准差	4.7	1.4	4.6
最小	7.9	6.6	11.2
最大	24.9	11.1	28.2

Van Steenberghe D, Malevez C, Van Cleynenbreugel J等. 临床口述的精准钻孔指导数值，在人类尸体标本中从三位CT种植规划转移到颧骨种植体植入的骨预备钻孔导向的准确性临床标准. Res, 14, 2003: 131–136[13].

入2颗种植体）（表7.1）[13]
• 上颌窦有炎症的患者（种植体植入前必须提前完成治疗）

四穿颧种植术：技术阐述（手术说明和临床手术照片）

四穿颧种植是一种"以修复体为导向"的种植技术。在种植体植入前就需要充分考虑并准备好修复体。因为修复体在很大程度上决定了整个手术的过程和治疗计划，其中涉及患者及修复体的影像扫描（理想上是使用2次CT扫描）主要是为了：
• 设计一个高质量的手术导板
• 准备好一个高质量的临时修复体

术前修复体准备（图7.4）

修复体的设计和准备遵循传统修复体的制作原则，需要考虑的例如咬合距离垂直高度、牙齿中线的位置、微笑曲线、人工牙的大小尺寸和前庭/颊侧轮廓。此外，还必须考虑另外的关键因素，例如咀嚼功能、语音/发音和美学的恢复；换句话说，与传统上完整的修复体[14]制作原则都是相同的（图7.5）。

临时修复体制作完成后，就会根据临时修复体牙齿的位置制作利用腭侧支撑的手术导板，用于种植手术期间的植入导向。种植导板一般由透明的丙烯酸树脂制成，稍后在技工室也将用于记录种植体的位点并制造和完成最终的修复体[15]。

CT影像的讨论研究

我们对患者的手术区域进行CBCT扫描，对手术区域的骨组织进行1mm厚度的影像切片分析，并在计算机上用相应的软件进行三维组织模型重建。仔细分析颧骨的解剖结构、位置情

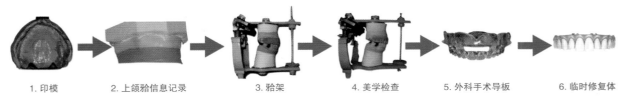

1.印模　2.上颌骀信息记录　3.骀架　4.美学检查　5.外科手术导板　6.临时修复体

图7.4　术前制作外科手术导板和临时修复体的步骤示意图。

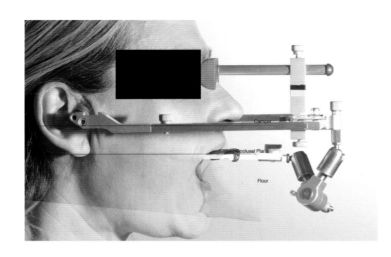

图**7.5**　研究分析患者的咬合情况，采集患者的面弓咬合数据。

况、体积大小，残留的牙槽骨骨量并模拟种植体植入的位点和路径。因为这些都是手术过程中重要的参照因素。手术中使用种植体的长度和宽度，也需要通过CBCT扫描并结合患者的骨条件来确定。CBCT/CT扫描的同时附加冠状面断层影像的扫描，以评估骨突复合体和上颌窦的情况。

外科手术方法（图7.6）

　　有几位作者的论文对手术方法进行了详细的描述[6,16]。手术过程中通常采用全身麻醉，并建议在专业的口腔医院环境下进行（在种植体植入的区域可以使用浸润局部麻醉，以促进止血并减少所需的镇痛剂使用量）。手术前、手术中和手术后都需要使用抗生素辅助治疗。

　　从第一磨牙到另一侧第一磨牙的牙槽嵴组织中做全层的牙龈组织翻瓣切口。在切口的两侧进行2个倾斜的远中减张附加切口，以允许手术中牙槽骨和相关骨组织的完全可视性。特别是上颌窦区域的上颌骨外侧壁、上颌窦底部和梨状孔、眶底、眶下孔和颧突边缘。此外，部分腭侧软组织被切开以方便种植体的植入和术野的可见性[15]。手术中可以在上颌窦外壁上创建一个5×1.5～2cm的斜侧窗口，以分离上颌窦窦膜，并提供进入颧骨内部皮质骨的视野或植入途径。该窗口可以使用金刚砂球钻或采用外科超声骨刀进行制备。一旦完成上颌窦窦膜的提升，就可以进行种植体的骨预备植入了。

　　种植体的方向、角度和路径选择是以修复为导向的。根据解剖条件（颧骨和残余的上颌骨），并且应该基于之前的放射性检查结果。目标是在颧骨中获得足够的种植体支撑，种植体颈部在上颌骨中穿出，并能完成理想的修复体重建（例如可能应尽量在牙槽嵴正中位）。

　　首先，处于最前方的前牙区种植体及颈部位点需植入在尖牙或侧切牙区域；后牙区种植体选择在磨牙或前磨牙区域。理想情况下，种植体被均匀分布在颧骨中，相互之间会保持一定的安全距离。

　　骨预备钻孔的顺序应严格按照种植体生产厂商的建议进行[17]。逐步增加钻针的直径，以避免手术钻针产热损伤窝洞周围的骨组织，并便于植入（与钻针直径一致）种植体。钻孔开始用2.9mm球形钻头，然后选择直径为2.9mm和3.5mm的麻花钻头（直径取决于所选用的种植体制造商提供的种植体手术工具盒）。整个骨预备钻孔过程中，要确保使用大量的生理盐水

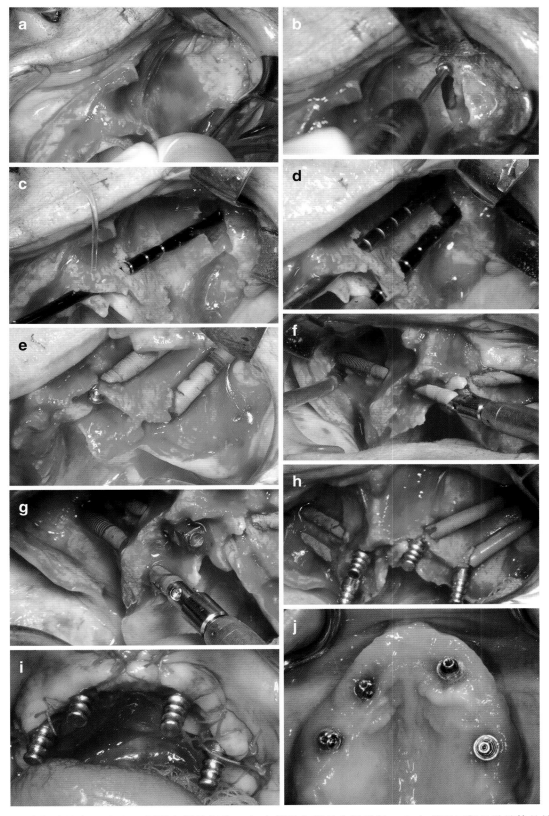

图7.6 四穿颧种植术。（a）上颌骨和颧骨侧壁。（b）侧壁与颧骨之间开窗。（c）前牙区颧骨种植体的植入准备。（d）后牙区颧骨种植体的植入准备。（e）2颗颧骨种植体就位。（f）右前颧骨种植体的植入。（g）右后颧骨种植体的植入。（h）4颗颧骨种植体的植入。（i）缝合并安装复合基台。（j）4个月后的咬合面视图。

降温，以免钻头产热温度过高。

　　植入种植体后，安装角度复合基台和临时修复体。角度复合基台通常用于纠正种植体之间可能平行度不足的问题，并方便修复体的螺丝固位，这样随后无须断开种植修复体。然后，缝合切开的软组织，确保边缘充分封闭，最后连接修复体。

制作修复体阶段（图7.7）

　　在修复体制作阶段，最好在手术几个小时后患者完全清醒时为患者取模。也可以在患者无意识（全身麻醉）的状态下进行，但是这样的取模方式难度较高。将印模帽安装到种植体或是修复基台上，通过使用丙烯酸树脂（GC America., Alsip, IL, 美国）的连接，透明的手术导板可以用于印模的转移和转移杆的放置。手术导板还可用于记录患者牙齿的正中颌关系及上下颌咬合关系。一旦获得咬合关系并固定好导板，就将印模帽和手术导板之间的空间填满液态硅胶。等待硅胶材料硬化，就将导板连同印模帽一起取出，并且将角度复合基台使用保护帽覆盖。使用传统的方式制造临时修复体，铸造模型并联合技工室的模型。种植体手术6个月后，对患者进行重新评估。在制作最终修复

体之前，检查种植体的骨结合情况和软组织愈合情况[18-19]（图7.8）。

技术的演变：窦内路径与窦外路径

　　根据已有的科学文献我们得知，对于何为理想的颧骨种植手术还没有达成共识。但是，所有不同的方法都有一个共同的目标：即将种植体的根部植入颧骨。为了做到这一点，所有的手术方案都涉及类似的切口，旨在暴露手术区域。然而，种植体的其余部分与上颌窦黏膜、上颌窦腔和侧壁之间的关系因不同的手术技术而不同。这些不同的方法是为了：

- 尽量减少潜在的上颌窦炎并发症
- 在不影响种植体存活率的情况下，改善种植体颈部在牙槽嵴穿出的位点
- 对于四穿颧种植术来说，颧骨种植体在牙槽嵴的位点是制造一个令人满意修复体的关键因素

　　窦内路径颧骨植入方法有几种替代方法：

（1）穿颧种植经典手术方案。

（2）上颌骨外路径手术方案（由Maló等描述[20]）。

（3）上颌窦提升手术方案（由Chow等提出[21]）。

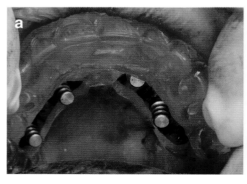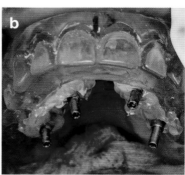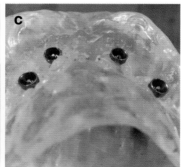

图7.7　（a~c）使用手术导板进行印模制取。

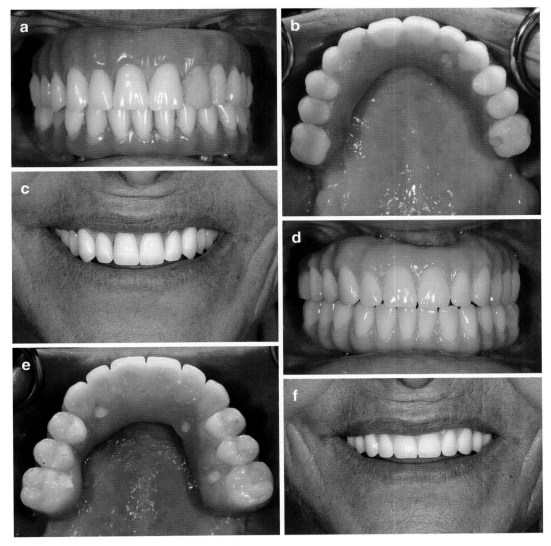

图7.8　（a~c）临时修复体。（d~f）最终修复体。

经典的手术方案

　　经典手术方案先使用球钻用于骨预备钻孔定位，从腭侧到颊侧穿透靠近颈部的牙槽嵴。然后固定牙槽嵴，在上颌窦外从牙槽嵴的颊侧钻出。对于上颌骨侧壁存在明显凹陷的患者，尤其注意不需要进行上颌窦开窗术。沿着上颌窦侧壁的外侧继续钻孔，首先到达颧骨的外缘部位，穿透该部位，直至到达颧骨的外缘松质层。颧骨种植体的平台应靠近或超过残留牙槽嵴的顶部[22]。

上颌骨外入路（图7.9）

　　2008年，Malό等提出了一种新设计的超长种植体，放置在上颌骨的外部（种植体仅一侧表面与上颌骨接触），并固定在颧骨上。该种植体宽5mm，种植体颈部2/3的部分没有螺纹。在上颌骨上用制备车针直接钻入颧骨的下缘，但并不是用来固定种植体，种植体只通过颧骨来固定。该方法与其他方法在理念上的主要区别是尽管种植体被植入在该位点水平处[20]，但颧骨种植体在剩余的上颌骨内不需要做骨结合。

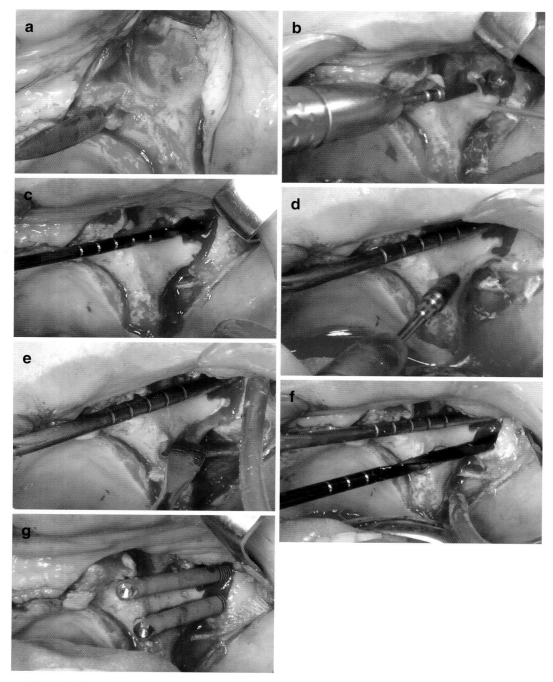

图7.9 2颗颧骨种植体在上颌窦外路径植入。（a）上颌骨和颧骨侧壁。（b）在牙槽骨和上颌骨侧壁上为前牙区颧骨种植体预备路径沟槽。（c）前牙区颧骨种植体的骨预备钻孔。（d）后牙区颧骨种植体预备路径沟槽。（e）将测量深度的探针插入窝洞检测并观察植入路径和骨预备深度。（f）后牙区颧骨种植体的骨预备钻孔。（g）2颗颧骨种植体的植入。

上颌窦提升术（图7.10）

Chow等[21]提出了一种新的颧骨种植体植入方法，以消除与手术相关的上颌窦炎的风险。在这种技术中，在保留骨窗的情况下进行上颌窦提升。这样做的目的是为了使上颌窦黏膜附着在骨窗上，在种植体骨预备钻孔时保持上颌窦黏膜的完整性。

这种新方法的优点在于：

- 消除了上颌窦炎的风险

- 通过保留和使用部分牙槽骨起固定作用，并通过促进上颌窦黏膜下的新骨形成，增加颧骨种植体的稳定性

在软组织切开和缝合以后，根据上颌窦底和上颌窦顶的情况，切开一个矩形骨窗。骨窗的目的是分别在牙槽嵴/腭水平上和颧骨位点上，使颧骨种植体的入口点和出口点充分暴露。骨窗保留在上颌窦黏膜下，从窗口中把上颌窦黏膜小心地抬高，使得整个之前描述的骨预备钻孔过程是在可视情况下完成的。

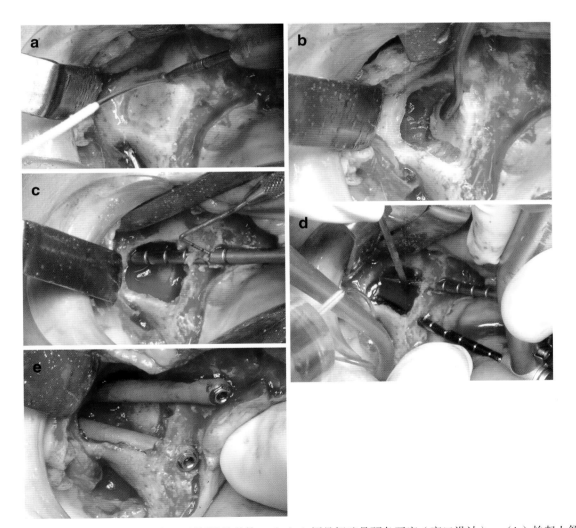

图7.10 "上颌窦开窗提升术"植入2颗颧骨种植体。（a）上颌骨侧壁骨预备开窗（窗口设计）。（b）抬起上颌骨侧壁及上颌窦施耐德膜。（c）前牙区种植体的骨预备钻孔。（d）后牙区种植体的骨预备钻孔。（e）植入2颗颧骨种植体。

以解剖学为导向的穿颧种植术（ZAGA）（图7.11）

2011年，Aparicio[23]发明了一种基于颧骨–牙槽嵴复合体骨骼形态的分类系统，其中涉及分类后不同临床情况下可能的种植体路径。以解剖学为导向的穿颧种植术（ZAGA）包括5个型态，命名为ZAGA 0～4型，可用于对颧骨种植病例的分类，其中包括手术计划和术后随访。

作者从100名患者的病例样本中确定了这些基本的颧骨–牙槽嵴复合体的骨骼形态和随后的植入路径，其中ZAGA 0型占15%，ZAGA 1型占49%，ZAGA 2型占20.5%，ZAGA 3型占29%，ZAGA 4型占6.5%。

作者针对5种不同的解剖类型分别提出了不同的种植体植入方案。其中任何一种植入方案都可以应用于四穿颧种植。

关键点

- 必须在上颌牙弓中均匀分布种植体位点以获得足够的前后咬合支撑

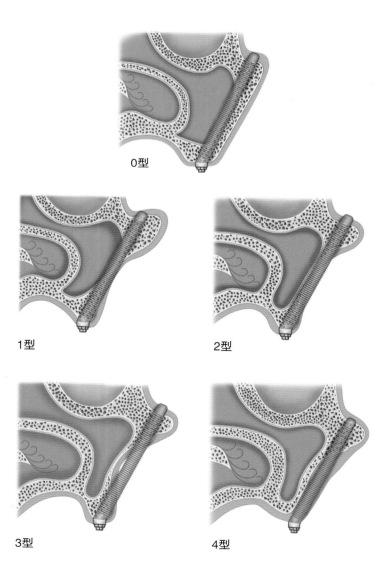

图7.11 颧骨解剖引导种植体植入路径。

0型

1型

2型

3型

4型

- 种植体颈部应位于上颌骨牙槽嵴水平，在颧骨中获得稳定的锚固。为了符合这些标准，可以采用之前描述的任何一种方法
- Quad Zygoma四穿颧种植术代表的是"全牙弓稳定系统"，其中临时修复体提供了一种可以即刻负重的稳定种植体的方法。虽然目标是每颗种植体的植入扭矩要超过35Ncm，但它并不是强制性的要求
- 种植体的冠状部分不一定要有前庭骨：种植体可以被"分配"到上颌骨。因此，在某些情况下，有些种植体可能会出现轻微的弯曲（但不是旋转）运动，但只要一连接上修复体，这种弯曲现象就会消失
- 不管是黏膜支持式还是骨支持式，计算机辅助设计和制造3D打印种植导板已被用于引导种植体的植入及就位。但是，目前尚无有效的物理途径来控制颧骨种植体的骨预备钻孔路径。因此，实际种植体的位点与计划种植体的位点之间的偏差是不可避免的，特别是使用四穿颧种植治疗严重萎缩性上颌骨时。最近有一种新设备被发明出来，能提高手术植入颧骨种植体的精度[21]
- 根据目前的数据，对于四穿颧种植术精度的控制和引导现在还是试验性的，未能大面积临床应用。但有某些研究小组公布了上颌骨严重萎缩患者植入颧骨种植体时的实时导航数据，初步结果似乎很有希望

术后护理

术后护理与其他种植手术相同，附加吸入性及上颌窦血管收缩类药物。术后随访时间分别为1周、2周及2个月、3个月、6个月后。负重4~6个月后，移除丙烯酸树脂临时修复体，在制作最终永久修复体前，检查植入的种植体、硬组织和软组织的愈合情况。

手术并发症

需要注意的颧骨种植手术可能的并发症如下：

（1）穿颧种植技术的学习有一定难度，需要足够的实操演练和临床经验。值得注意的是，操作不当有可能穿透眶底，特别是在颧骨宽度＜1.8cm[6]的情况下。虽然这种穿透没有发现什么严重后果，但还是应该谨慎避免。

（2）与种植体穿通黏膜相关的并发症：种植体周围软组织炎症、种植体周围炎并伴有囊肿、前庭区种植体周围软组织退缩、种植体折断（非常罕见）和复发性鼻窦炎。这些并发症在一定程度上取决于种植体植入的方法。在一项回顾性研究中，Aparicio教授等[1-2]将经典窦内入路与ZAGA入路做了比较。两种手术路径在种植体存活率方面获得了类似的临床结果。然而，ZAGA理念似乎将上颌窦相关病变的风险降至最低，并且还有助于制作出体积更小巧、更舒适且更易于清洁的修复体。使用上颌骨外路径植入方法，种植体的颈部1/3~2/3处仅仅被软组织覆盖。软组织与种植体这部分之间的关系仍然存在争议，因为当种植体放置在没有牙槽骨的牙槽嵴上时，可能会引起炎症，导致软组织收缩/吸收，特别是处于前庭区口腔黏膜位点时。出于这个原因，Malö教授引入了新型颧骨种植体（45°和0°），为了提高种植体周围软组织的稳定性，这种种植体颈部2/3处去除了螺纹设计。研究表明，牙龈通常附着在这个水平上，它最大限度地降低了感染并发症的风险[25]（图7.12）。

（3）种植体根端感染后会出现皮肤瘘（一种非常罕见的并发症）。这种并发症可以通过

全身抗生素治疗，使用最小限度的手术干预来清除和清洁受影响的区域，并进行种植体根尖摘除（通过口内或口外途径）。

（4）上颌窦炎：与颧骨植入手术相关的上颌窦病变现象仍然存在争议。可以通过在种植体植入前对上颌窦进行细致的研究、治疗，避免患者产生上颌窦病变的任何因素，或是使用上颌窦外路径植入方法来降低风险。当出现这种并发症时，不用移除种植体，只需要在复发时，进行功能性上颌窦内镜手术即可（图7.13）。

（5）与基台/修复体复合体相关的穿龈黏膜性

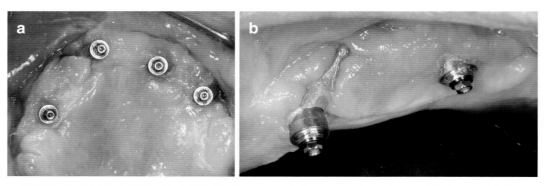

图7.12　颧骨种植体的颊侧黏膜萎缩导致种植体暴露。（a）患者咬合面可视照片，显示前庭区黏膜在颧骨种植体上的萎缩吸收。（b）患者唇侧照片，显示上颌窦外颧骨种植体上的黏膜萎缩性吸收。

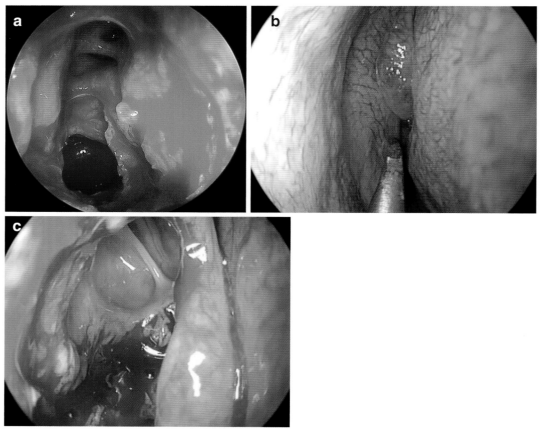

图7.13　（a～c）功能性上颌窦内镜手术（FENS）。

并发症：复合基台松动、修复体固定螺钉松动、修复体牙冠崩瓷或修复体桥体断裂。

四穿颧种植数据论证

Duarte教授等[15]分析了12名患者合计接受了48颗颧骨种植体的病例，发现了其中1颗种植体在6个月后的随访中未能实现骨结合。Stiévenart和Malevez教授[16]报道了20名上颌骨重度萎缩的患者进行的四穿颧种植体修复，其中10名患者接受的是二期种植手术方案，其余10名接受了一期种植手术方案。40个月后的累计存活率为96%。一项为期5年的前瞻性研究[11-12]显示有很高的长期生存率，并且并发症很少。此外，经过调查发现这些患者最终的相关口腔健康及生活质量与常人无异。最近的一项汇总分析[24]表明四穿颧种植术是一种可靠的种植方式，Cochrane评审和口腔康复基金会推介（FOR）等著名机构也已经论述过这种治疗方式[26]。

最近的一项随机的临床试验比较了由颧骨种植体支持的即刻负重全牙弓修复体与传统的骨增量种植体修复体，表明即刻负重修复体和颧骨种植体的失败显著较少（每36例颧骨种植体患者中有1例，而传统种植体37例患者中有6例失败），且功能性负重所需的时间更短（颧骨种植体1.3天，传统种植体444.3天）。即使颧骨种植体出现了更多的并发症，但迄今为止收集的证据表明，它们可以为严重萎缩性上颌骨患者提供了一种更好的修复方式。然而，仍然需要长期的数据来证实或质疑这些初步的观察结果[10]。

结论

如果外科医生具有丰富的临床经验，严重萎缩性上颌骨的患者康复完全可以采用四穿颧种植术和即刻负重方案进行，并且看起来是骨移植增量手术的绝佳替代方案。

参考文献

[1] Aparicio C, Manresa C, Francisco K, Claros P, Alández J, González-Martín O, Albrektsson T. Zygomatic implants: indications, techniques and outcomes, and the zygomatic success code. Periodontol 2000. 2014;66(1):41–58.

[2] Aparicio C, Manresa C, Francisco K, Aparicio A, Nunes J, Claros P, Potau JM. Zygomatic implants placed using the zygomatic anatomy-guided approach versus the classical technique: a proposed system to report rhinosinusitis diagnosis. Clin Implant Dent Relat Res. 2014;16(5):627–42.

[3] Araújo MG, Sukekava F, Wennström JL, Lindhe J. Ridge alterations following implant placement in fresh extraction sockets: an experimental study in the dog. J Clin Periodontol. 2005;32(6):645–52.

[4] Aghaloo TL, Mardirosian M, Delgado B. Controversies in implant surgery. Oral Maxillofac Surg Clin North Am. 2017;29(4):525–35.

[5] Ahlgren F, Størksen K, Tornes K. A study of 25 zygomatic dental implants with 11 to 49 months' follow-up after loading. Int J Oral Maxillofac Implants. 2006;21(3):421–5.

[6] Davó R, Pons O. 5-year outcome of cross-arch prostheses supported by four immediately loaded zygomatic implants: A prospective case series. Eur J Oral Implantol. 2015;8(2):169–74.

[7] Becktor JP, Hallström H, Isaksson S, Sennerby L. The use of particulate bone grafts from the mandible for maxillary sinus floor augmentation before placement of surface-modified implants: results from bone grafting to delivery of the final fixed prosthesis. J Oral Maxillofac Surg. 2008;66(4):780–6.

[8] Jensen OT, Adams MW, Butura C, Galindo DF. Maxillary V-4: four implant treatment for maxillary atrophy with dental implants fixed apically at the vomer-nasal crest, lateral pyriform rim, and zygoma for immediate function. Report on 44 patients followed from 1 to 3 years. J Prosthet Dent. 2015;114(6):810–7.

[9] Khoury F, Doliveux R. The bone core technique for the augmentation of limited bony defects: five-year prospective study with a new minimally invasive technique. Int J Periodontics Restorative Dent. 2018;38(2):199–207.

[10] Davó R, Felice P, Pistilli R, Barausse C, Marti-Pages C, Ferrer-Fuertes A, Ippolito DR, Esposito M. Immediately loaded zygomatic implants vs conventional dental implants in augmented atrophic maxillae: 1-year post-loading results from a multicentre randomised controlled trial. Eur J Oral Implantol. 2018;11(2):145–61.

[11] Davó R, Malevez C, Rojas J, Rodríguez J, Regolf J. Clinical outcome of 42 patients treated with 81

immediately loaded zygomatic implants: a 12- to 42-month retrospective study. Eur J Oral Implantol. 2008;9(2):141–50.

[12] Davó R, Malevez C, López-Orellana C, Pastor-Beviá F, Rojas J. Sinus reactions to immediately loaded zygoma implants: a clinical and radiological study. Eur J Oral Implantol. 2008;1(1):53–60.

[13] Van Steenberghe D, Malevez C, Van Cleynenbreugel J, Serhal CB, Dhoore E, Schutyser F, Suetens P, Jacobs R. Accuracy of drilling guides for transfer from three-dimensional CT-based planning to placement of zygoma implants in human cadavers. Clin Oral Impl Res. 2003;14:131–6.

[14] Kim HC, Paek J. Customized Locator abutment fabrication on inclined implants: a clinical report. J Prosthet Dent. 2018;119(4):522–5.

[15] Duarte LR, Filho HN, Francischone CE, Peredo LG, Brånemark PI. The establishment of a protocol for the total rehabilitation of atrophic maxillae employing four zygomatic fixtures in an immediate loading system—a 30-month clinical and radiographic follow-up. Clin Implant Dent Relat Res. 2007;9(4):186–96.

[16] Stiévenart M, Malevez C. Rehabilitation of totally atrophied maxilla by means of four zygomatic implants and fixed prosthesis: a 6-40-month follow-up. Int J Oral Maxillofac Surg. 2010;39(4):358–63.

[17] Weischer T, Schettler D, Mohr C. Titanium implants in the zygoma as retaining elements after hemimaxillectomy. Int J Oral Maxillofac Implants. 1997;12(2):211–4.

[18] Branemark Brånemark PI, Grondahl K, OhrnellL O, Nilsson P, Petruson B, Svensson B, Engstrand P, Nannmark U. Zygoma fixture in the management of advanced atrophy of the maxilla: technique and long-term results. Scand J Plast Reconstr Surg Hand Surg. 2004;38:70–85.

[19] Davó R, Malevez C, Pons O. Immediately loaded zygomatic implants: a 5-year prospective study. Eur J Oral Implantol. 2013;6(1):39–47.

[20] Maló P, de Araújo Nobre M, Lopes A, Ferro A, Moss S. Extramaxillary surgical technique: clinical outcome of 352 patients rehabilitated with 747 zygomatic implants with a follow-up between 6 months and 7 years. Clin Implant Dent Relat Res. 2015;17:153–62.

[21] Chow J, Wat P, Hui E, Lee P, Li W. A new method to eliminate the risk of maxillary sinusitis with zygomatic implants. Int J Oral Maxillofac Implants. 2010;25(6):1233–40.

[22] Migliorança RM, Coppedê A, Dias Rezende RC, de Mayo T. Restoration of the edentulous maxilla using extrasinus zygomatic implants combined with anterior conventional implants: a retrospective study. Int J Oral Maxillofac Implants. 2011;26(3):665–72.

[23] Aparicio C. A proposed classification for zygomatic implant patient based on the zygoma anatomy guided approach (ZAGA): a cross-sectional survey. Eur J Oral Implantol. 2011;4(3):269–75.

[24] Wang F, Monje A, Lin G, Wu Y, Monje F, Wang H, Davó R. Reliability of four zygomatic implant-supported prostheses for the rehabilitation of the atrophic maxilla: a systematic review. Int J Oral Maxillofac Surg. 2015;30(2):293–8. https://doi.org/10.11607/jomi.3691.

[25] Maló P, Nobre Mde A, Lopes I. A new approach to rehabilitate the severely atrophic maxilla using extramaxillary anchored implants in immediate function: a pilot study. J Prosthet Dent. 2008;100(5):354–66.

[26] Esposito M, Worthington HV. Interventions for replacing missing teeth: dental implants in zygomatic bone for the rehabilitation of the severely deficient edentulous maxilla. Cochrane Database Syst Rev. 2013;5(9):CD004151.

第8章　先天性上颌骨缺陷病例的穿颧种植

Yiqun Wu, Kuofeng Hung, Feng Wang, Wei Huang

关于口腔颌面区域先天性缺陷病例的相关背景

很多种先天性遗传疾病会导致各种各样的生理缺陷，并且很难治愈，例如外胚层发育不良（ED）就是一种可以严重影响到患者口腔颌面部生长发育的疾病。这种疾病非常罕见，大概每10000例婴儿中[1]有7例外胚层发育不足患者。这类先天性遗传疾病会导致多个外胚层组织的发育异常，其中就包括皮肤、头发、牙齿、指甲和分泌器官[2]。外胚层发育不良的临床症状有超过150多种不同的表现，我们习惯性地把ED患者的汗腺是否发育完全作为参考标准，这可分为两种主要类型：闭汗综合征（Christ–Siemens–Touraine综合征）和有汗综合征（Clouston's综合征）。

1848年，John Thurnam首次将其定义为"闭汗性外胚层发育不良"（HED），这一术语是ED[3]最常见的类型。闭汗性外胚层发育不良被称为Christ–Siemens–Touraine综合征，患者的临床表现为皮肤不能分泌汗液，无法调节体温，而更严重的表现形式为牙齿发育明显缺陷[4]。根据研究发现HED的主要原因是因为外胚层增生酶A（EDA）的基因突变。此外，EDA的基因在染色体/基因Xq13.1上，这样就解释了为什么男性的发病率要高于女性，并且临床症状要比女性[5]更严重的原因。

ED的发病路径是非常清晰的，非常显著地通过一个EDA和EDAR介导的传统NF-κB通路发病。该通路中的某些基因突变可能导致不同类型的ED。据报道，EDA、EDAR、EDARADD、TRAF6和IKBKG的基因突变都与ED相关。此

Y. Wu (✉)
Department of Second Dental Center, Ninth People's Hospital, College of Stomatology,
Shanghai Jiao Tong University, School of Medicine, Shanghai, China

K. Hung
Unit of Applied Oral Sciences and Community Dental Care, Faculty of Dentistry, The
University of Hong Kong, Hong Kong, China

F. Wang · W. Huang
Department of Oral Implantology, Ninth People's Hospital, College of Stomatology,
Shanghai Jiao Tong University, School of Medicine, Shanghai, China

© Springer Nature Switzerland AG 2020
J. Chow (ed.), *Zygomatic Implants*, https://doi.org/10.1007/978-3-030-29264-5_8

外，有报道称，WNT10A的突变也可以导致ED，暗示WNT信号通路在ED发病机制中发挥了作用[6-7]。

临床上ED在口腔颌面部表现为牙槽缺损（少于6颗牙齿）、少齿症（除第三颗磨牙以外，缺少6颗以上牙齿），或齿缺失（所有的乳牙或恒齿缺失），伴有或未伴有尖牙发育不全、牙槽骨发育不全、上颌后缩、下颌突出、咬合垂直高度降低、额凸、鼻梁凹陷、唾液分泌减少、嘴唇突出、多毛症等[8-9]（图8.1）。

由于80%的ED患者存在轻度或重度牙列缺损，故牙医对这一群体以及ED患者的治疗选择越来越关注。

无牙颌及上颌骨严重萎缩的ED患者的康复治疗挑战

口腔医生面对ED患者的时候，因为从口腔学的角度出发，会更加关注缺失牙和无牙颌患者的治疗方案，我们称这类患者为重度无牙

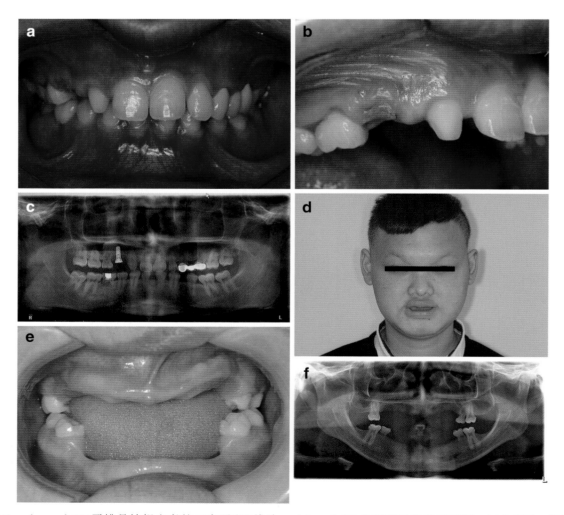

图8.1 （a~c）ED牙槽骨缺损患者的口内照和X线片；（d~g）ED少牙症患者的正面照、口内照和X线片；（h~k）ED缺牙症患者的正面照、口内照和X线片（下颌骨）。

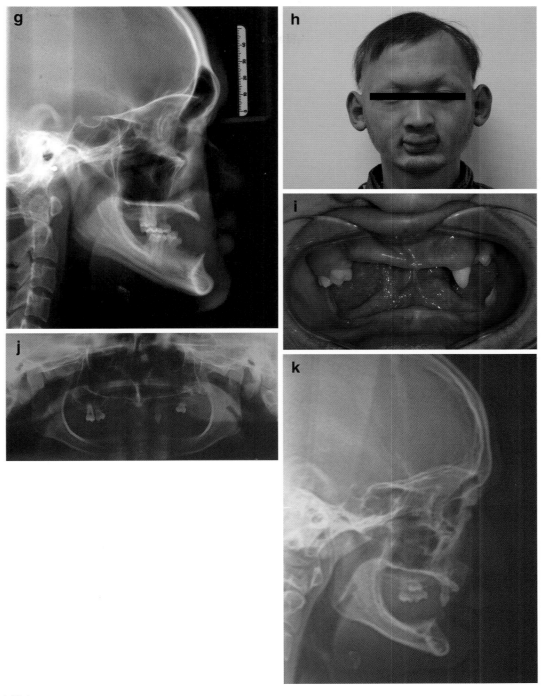

图8.1（续）

颌的ED患者。这些严重缺牙的ED患者临床表现不仅为牙齿发育不全，往往还伴随着牙槽骨发育不良，而且也会对患者的咀嚼、发音、外貌、社交以及患者的心理产生负面的影响。因此，如果我们能很好地修复ED患者的口腔问题、改善外貌和恢复口腔功能，并帮助患者恢复自信，这些将会大大提高ED患者的生活质量和幸福指数。然而，由于ED患者牙槽骨的缺失，通过传统的治疗方案进行治疗会有很大的临床难度，例如使用固定义齿、活动义齿或是普通种植体的修复方法。天然牙数量的不足无法为固定修复义齿提供所需要的固位支持。此外，可摘修复义齿的固位力、支撑力和稳定性较差是缺牙和无牙颌ED患者的常见问题。因此，种植体手术方案被认为是无牙颌ED患者解决口腔问题的最佳方案。由于大多数ED患者无牙颌区伴随着牙槽骨发育不足，所以需要进行骨增量及软组织移植手术。各种牙槽骨增量技术，例如引导骨再生（GBR）和块骨移植术，在正常患者[11]和中度牙槽骨发育不全的ED患者中可能会取得相当大的成功[12-13]。然而，对于患有少牙症或无牙症的ED患者，因为其极端的刃状牙槽嵴和大面积的牙槽骨缺失，如果进行植骨，则需要口腔以外身体的其他部分的骨组织来提供骨块，例如腓骨、髂骨或头盖骨，从而获得足够的自体骨。这些额外的手术增加了骨增量手术的复杂性、成本和发病风险，使手术结果不可预测，而且还有术后严重的不适反应。

颧骨种植术是无牙颌ED患者的一种可选治疗方案

当患者出现严重的上颌骨萎缩或上颌骨缺损时，颧骨区域被认为是为修复上颌牙列并植入种植体的骨支撑源头。颧骨种植体的使用可以避免复杂的骨增量手术流程，并能实现即刻修复。此外，有报道称颧骨种植体在上颌骨严重萎缩的患者中具有良好的长期存活率，为95.2%[14]。无牙颌的ED患者临床表现通常为颌骨骨量发育不足，属于Cawood和Howell分类[15]的Ⅴ类或Ⅵ类。对于严重无牙颌的ED患者，上颌骨骨量发育不足是选择颧骨种植手术的主要原因。因此，越来越多的口腔外科医生选择颧骨种植术的手术方案来治疗患有严重无牙症的

ED患者，并认为这是一个非常可靠的治疗方案。值得注意的是，ED患者和正常患者之间颧骨骨量条件和骨质的差异性仍然没有详细的研究。在本章中，我们将主要讨论无牙颌ED患者的颧骨种植体植入的术前评估和临床规划。

具备足够骨量的ED患者的传统种植体治疗（图8.2）

关于正畸及正颌治疗理念的思考

有一些ED患者仅表现为先天的局部性或完全性牙缺失，与上下颌之间伴有良好或不良的颌间关系，并在无牙颌位点处有足够的骨高度。由于个别乳牙或是恒牙的缺失会导致出现口腔牙齿排列不齐、颌间关系异常，这些因素会影响种植义齿的治疗效果。如果患者的颌间关系良好，则不需要正颌手术。正畸治疗可侧重于排齐牙列、矫正未来邻近种植位点倾斜的牙齿、实现理想的无牙颌间隙并关闭牙列间隙，为传统种植体的植入做准备。然而，为了获得最佳的修复效果，许多个别牙缺失的ED患者前期会采用正畸的方法先排齐牙齿留出间隙，然后再进行种植手术，这样的联合手术方案取得了很好的临床效果。

对于颌间关系异常的患者，建议进行正颌手术治疗。在正颌手术前，也需要使用正畸手段对颌骨进行治疗，确保有足够的颌骨空间用于咬合距离。最后再使用正畸手段改善患者的咬合关系，确保有足够的空间进行种植体的植入并平衡后期的咬合关系，以达到修复的长久及共同稳定的目的。

骨增量手术及软组织增量术的考量

先天性的牙齿缺失通常伴随着无牙颌牙槽

骨发育不全同时出现，从而导致骨宽度不足，无法接受常规种植体。因此，这类ED患者经常需要在进行种植手术前进行骨增量手术。在各类骨增量手术中，在患者的局部缺牙区域推荐采用骨引导再生术或骨移植术，以此来增加足够的牙槽骨骨量。另外，还需要完整的软组织移植手术来配合，例如游离龈移植或是上皮下结缔组织移植，可能需要覆盖到整个骨再生区

域，并重建牙槽骨结构，尽量减少生物学和美学上的并发症出现[16]。

种植体的植入及修复体的修复

一旦获得足够的骨组织体量和软组织条件，就可以进行种植体植入。并在种植体完成充分骨结合后进行最终修复体的修复治疗。

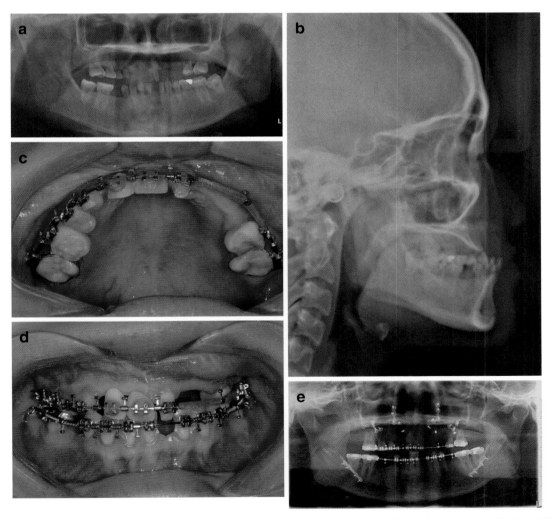

图8.2　（a，b）术前X线片显示患者治疗前的口腔状况。（c~f）正畸及正颌治疗后的口内照和X线片，显示牙齿排列整齐及调整后的咬合关系。（g，h）种植前拔除无用的牙齿。（i）种植手术。（j）X线片显示种植体的分布情况。（k~o）口内照和X线片显示最终的修复效果。

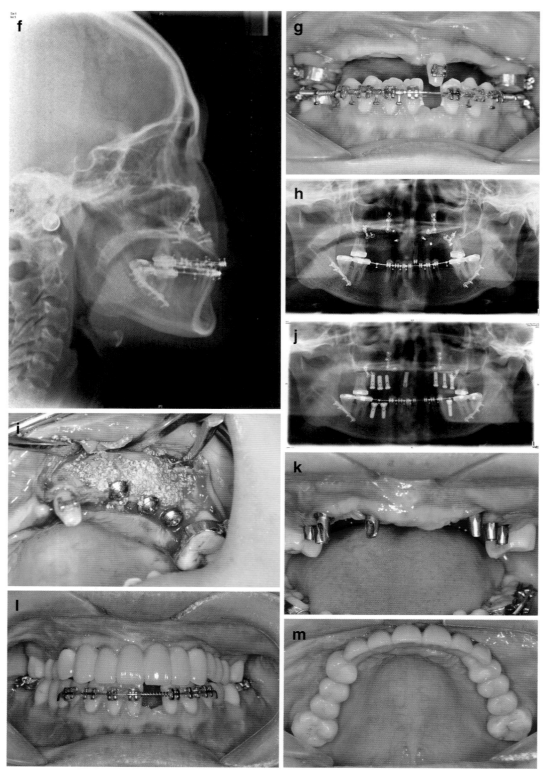

图8.2（续）

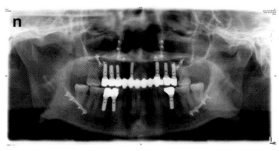
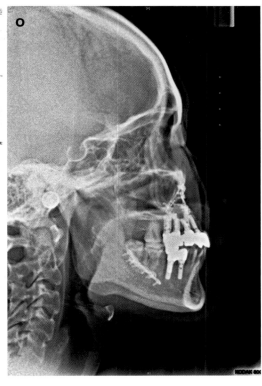

图8.2（续）

使用颧骨种植体修复无牙颌ED患者的操作流程

跨学科治疗方法

完全无牙颌ED患者与单纯单颗牙缺失的无牙颌ED患者相比，情况和条件往往更特殊，且具有差异，需要更复杂的跨学科治疗方案。部分无牙颌的ED患者往往还伴有牙槽骨发育严重不足、上颌后缩、下颌前突、咬合垂直高度降低及面部轮廓较短，这些不良因素都会影响到术前治疗计划的制订和术中手术方案的实施。因此，有时候我们需要联合儿科医生、正畸医生、修复医生、颌面外科医生一起来对ED患者进行多学科会诊及跨学科综合手术方案的制订。

关于是否需要拔除余留牙的斟酌

在对局部牙齿缺失的ED患者进行跨学科治疗的过程中，首先要判断是否需要拔除剩余的牙齿。ED患者的通常表现为牙齿分散、倾斜、无牙颌部位骨量不足。这些残留的牙齿通常妨碍植入种植体及完成修复体。对于仅剩的少数乳牙或是分散的畸形恒牙，它们直立或是倾斜于上颌骨表面，而旁边无牙区域的骨组织经常骨量不足，则可以选择拔除剩余的天然牙。然而，这种方法目前还是存在一定争议。有些牙医认为，应该尽可能长久地为患者保留这些天然牙。关于这个问题的利与弊，我们列举了以下几点以供大家参考：

拔除余留牙齿的益处：

• 简化了治疗流程

- 降低了外科手术的复杂性
- 可以改善修复体的美学效果

　　拔除余留牙的弊端：

- 失去了天然牙齿的功能

正颌手术步骤的规划

　　随着不同情况的牙齿缺失，大多数ED患者呈现不健康的颌间关系。据报道，ED患者典型表现为上颌骨长度缩小并后移、下颌前伸、牙齿Ⅲ类错𬌗畸形、面部轮廓短小，而且颌面部骨形态异常的严重程度与恒牙缺失之间存在显著的相关性[17]。如果对这些类型的ED患者进行种植手术，无论患者本身是否有颌间关系异常，都有可能产生不正确的咬合关系，最终可能无法恢复正常的口腔功能。在这种情况下，应进行术前检查，包括评估ED患者是否存在不良的颌间关系，并需要考虑是否在种植手术前进行正颌手术。标准的上颌骨和下颌骨复位截骨术可以矫正不良的颌间关系。

选择合适的颧骨种植体植入路径

　　颧骨种植体植入路径的选择取决于个体ED患者所余留的不同上颌骨量。根据患者的上颌骨条件，可以选择经典的种植体植入法或是四穿颧种植体植入法。

　　由P-I Brånemark教授首先发明的经典颧骨植入法是在双侧颧骨中各放置1颗颧骨种植体，同时联合上颌骨前牙区2~4颗传统标准轴向种植体的植入[18]。随后，经典的颧骨入路技术经过一系列的改良，适应了手术技术和修复体的改进，而对于骨量不足的患者，引进了四穿颧种植体植入法，以便在上颌前牙区植入传统标准轴向种植体[19-20]。

　　在临床手术中，上颌骨严重萎缩的无牙颌

ED患者表现为上颌骨后牙区域骨量通常不足，而上颌骨前牙区骨量充足或是不足。根据这些ED患者的上颌骨前牙区余留骨量一共可分为3类：

　　第一种类型的ED患者，其上颌前牙区有足够的骨量，无须额外的骨移植就可以放置2~4颗传统标准轴向种植体。对于这种类型的患者，可以将2~4颗传统种植体与2颗穿过上颌窦和颧骨的种植体一起植入到上颌骨中，这是经典的颧骨植入路径（图8.3）。

　　第二种类型的ED患者，其上颌骨前牙区骨高度充足，但骨宽度不足。与第一种相比，第二种不允许在未进行骨增量手术的情况下将传统标准轴向种植体植入在上颌骨前牙区。因此，手术程序的第一步是在上颌骨前牙区进行骨增量手术，然后同期在上颌骨后牙区植入2颗颧骨种植体。一旦在前牙区的上颌骨获得了足够的骨条件，就可以将常规种植体植入上颌骨前牙区域（图8.4）。

　　第三种类型患者，其上颌骨前部骨高度和宽度不足的ED患者，既不适应任何传统的种植体植入，也不能通过任何骨增量手术来改善颌骨条件。对于这种类型的患者，应选择的外科植入术式是在左右两侧颧骨上各放置2颗颧骨种植体（四穿颧种植术），并且不需要任何骨增量手术的配合（图8.5和图8.6）。

ED患者颧骨种植体颈部、根部的定位

颧骨种植体的颈部定位

　　为了充分利用颧骨，增加骨与种植体的骨结合面积，需要谨慎确定合适的颧骨种植体的位置及路径。植入路径取决于颧骨种植体颈部和根部的位置。对于经典的颧骨植入路径，我们认为种植体的理想位置是在第二前磨牙/第一磨牙区域[21]水平牙槽嵴顶或附近。对于4颗颧骨

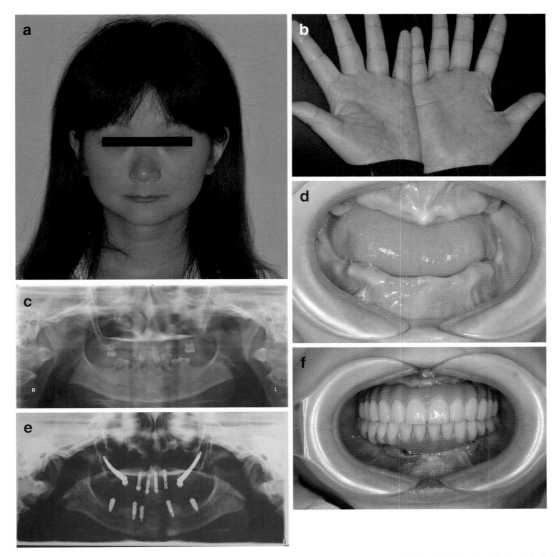

图8.3　（a）治疗前患者的正面照。（b）皮肤特征显示出汗腺分泌能力不足。（c）术前全景X线片显示患者的口腔特征。（d）治疗前的口内照。（e）术后全景X线片显示种植体的分布情况。（f）口内照显示修复体的最终效果。

种植体植入的路径，额外的2颗前牙区颧骨种植体的理想颈部位点应该在侧切牙/尖牙区域水平牙槽嵴顶或附近[22]。从以修复为导向的种植手术角度来看，颧骨种植体的颈部穿出应该出现在相应的固定修复体所处的位置。在放置修复基台时，应仔细考虑修复体的规划位置，以减少腭侧的悬臂和修复体的体积。控制腭侧的悬臂长度和修复体的体积大小有许多好处，例

如改善患者的口内舒适度，增强修复体的自洁功能/口腔卫生，并改善患者的发音功能，从而为患者[23]提供理想的修复治疗效果。然而，对于以解剖学为导向的穿颧种植术（ZAGA）[20]，为了满足牙槽骨严重萎缩的ED患者修复需求时，颧骨种植体的颈部是否应该被放置在无牙槽骨支撑或者有少量牙槽骨支撑的区域仍存在争议。为了实现以修复为导向的种植体手术理

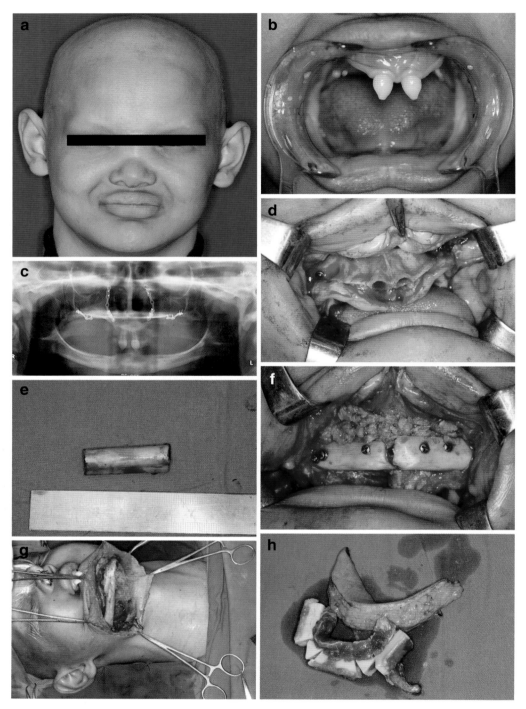

图8.4 （a～c）患者经过正颌治疗后的正面照、口内照、X线片。（d）拔除锥形恒牙，露出刃状牙槽嵴。（e）取出髂骨移植骨块。（f）髂骨移植骨块在上颌骨前牙区的固定。（g）暴露的下颌骨显示骨量不足。（h）带蒂血管骨瓣移植物的提取。（i）带蒂血管的骨瓣移植物在下颌骨的固定。（j）颧骨种植体骨预备钻孔。（k，l）将常规种植体植入在骨增量治疗过的上颌骨及下颌骨上。（m，n）术后X线片显示植入的种植体分布情况。（o～q）口内照和正面照显示最终修复体的效果。

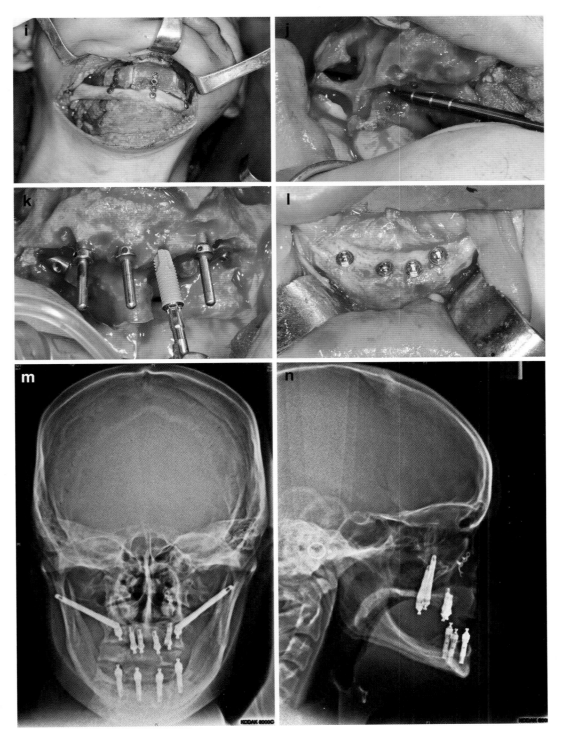

图8.4（续）

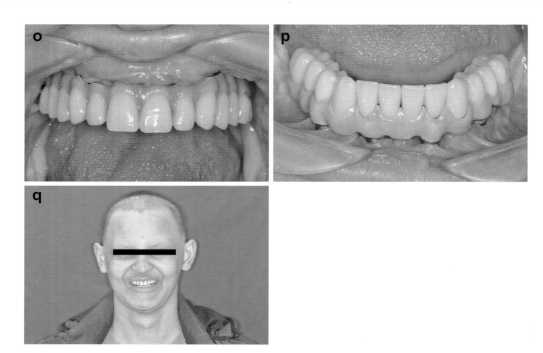

图8.4（续）

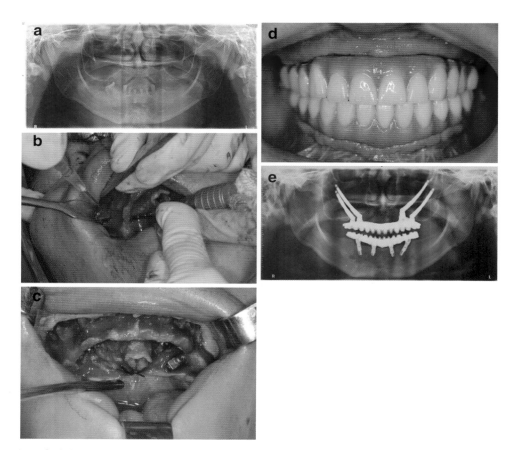

图8.5　（a）术前全景X线片显示患者的口腔特征。（b）为颧骨种植体准备植入进行骨预备钻孔。（c）显示在上颌骨植入了4颗颧骨种植体。（d，e）口内照和X线片显示最终的修复体效果。

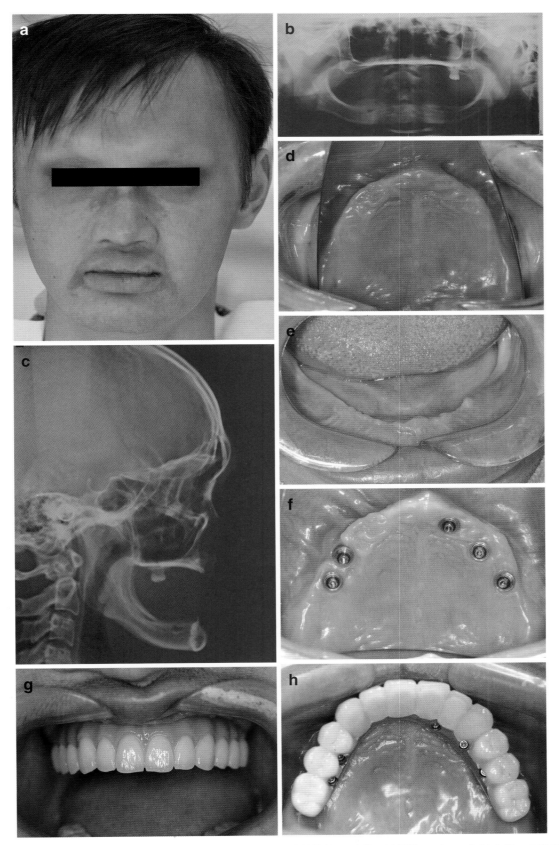

图8.6 （a～e）治疗前的正面照、X线片、口内照。（f）种植体植入后的口腔照片。（g～j）口内照、X线片和正面照显示最终的修复体效果。

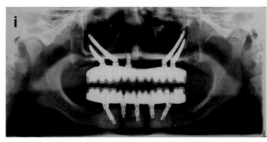 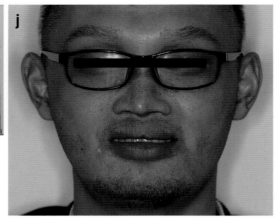

图8.6（续）

念，若在牙槽嵴的颊侧没有骨覆盖情况下暴露颧骨种植体颈部以满足修复需求，这样可能会增加种植体的螺纹暴露，并导致种植体周围炎和黏膜组织退缩的风险。与传统种植体相比，任何影响颧骨种植体的并发症都更难以解决。虽然也有一些临床的补救措施，例如GBR手术和颊脂垫移植术等可以用来治疗这种生物学上的并发症，但是治疗的远期效果仍旧无法预测。许多寻求牙列康复治疗的无牙颌ED患者年龄尚小，为他们提供一个长期并可预测的治疗结果是非常重要的。因此，当ED患者的修复体与上颌骨牙槽嵴不匹配时，应仔细规划修复体基台的位置，并考虑平衡修复体的位置与种植体颈部周围骨组织的重要性。

颧骨种植体的根部定位

颧骨为颧骨种植体提供主要的生物力学支撑，因此规划哪一部分的颧骨是理想的位置、在哪里放置颧骨种植体根部，以获得最佳的锚固，这是至关重要的。目前，还没有研究报道ED患者的颧骨和正常人有所不同。根据我们的经验和正在进行的研究，ED患者的颧骨发育很可能都是正常的。有研究报道，采用颧骨种植体经典入路法时，颧骨中靠近眶部区域的骨组织厚度最大，建议将该区域作为颧骨种植体根端的最佳植入位置[24-25]。最近的一项基于CBCT影像的X线片方式测量了骨组织与种植体的接触表明四穿颧种植方法是一个很好的方法，当使用4颗颧骨种植体入路时，颧骨的后上方区域和中心是前后颧骨种植体根端的最佳植入区域[23]。对于缺牙的ED患者，如果选择经典的颧骨入路方式，颧骨种植体根部的顶点应位于颧骨的中心位置，不要触及眼眶区域，这样可以在传统种植体失败后采用颧骨种植体植入。如果选择四穿颧骨种植体植入，为了获得颧骨与种植体最大的骨结合面积，后牙区域的颧骨种植体的根部应该设计在颧骨的中心位置，前牙区域的颧骨种植体的根部应位于颧骨的后上区域。

手术导航系统辅助颧骨种植体植入

由于颧骨形状不规则，术中的视野有限，在放置多颗颧骨种植体时，穿透眼眶和颞下窝的风险会增加[26]。目前，有一种高精度的3D打印种植手术导板可用于指导常规种植体的植入，这是一种将术前数字化可视模拟种植转化为临床实际操作的可靠方法[27-28]。对于上颌骨严重萎缩或发育不全的ED患者，想在整个钻孔过程中将手术导板保持在一个稳定的位置是不容易的。入口点或初始植入方向的轻微偏差可能会造成种植体根尖部位的偏移误差放大。这使得上颌骨严重萎缩的无牙颌ED患者使用手术导板时变得不可靠和不可预测，特别是当植入的是一颗长种植体时。要知道颧骨种植体比传统的种植体长度长4~5倍。颧骨种植体植入时，种植体长度、翻开后黏骨膜瓣和钻孔的操作振动都可能是产生种植偏差的关键因素。Chrcanovic教授等[29]报道了在种植导板的引导下在人类尸体上植入了16颗颧骨种植体，从前后方向的视觉角度上来看，其手术规划与实际种植体植入后种植体的长轴平均角度偏差为8.06°±6.40°，从颅骨方向的视觉角度上看为11.20°±9.75°，其中有一颗颧骨种植体出现在颞下窝，还有一颗出现在眼眶内。另一项研究[30]报道了在种植导板的引导下放置颧骨种植体的患者，颧骨种植体入口和顶点的平均偏差为2.77mm（范围1.0~7.4mm）和4.46mm（范围0.3~9.7mm）。此外，还有2颗由于根端过度穿出颧骨的种植体出现了巨大的误差，最后被取出收回，最大误差值约为平均值的2倍。因此，不建议使用手术导板来确定颧骨种植体颈部的位置，也不建议使用手术导板来为骨预备钻孔做引导。

实时手术导航通过分析术前CT扫描图像，利用完全可视化的植入轨迹显示出不同的植入方法。此外，实时手术导航系统能够充分利用颧骨进行多颗颧骨种植体的植入并判断最佳的修复体位置。在过去的20年中，临床中使用手术导航技术的病例越来越多，手术导航为我们增加了种植的最优路径和手术方法的更多选择。尤其是面对上颌骨严重萎缩或缺失的患者，已有了一些效果很好的临床病例报告。这不仅减少了一定程度的手术并发症，例如穿通眼眶和颞下窝，同时也实现了种植体和颧骨的

骨结合面积最大化，增加了颧骨种植体的稳定性。一项临床研究表明，实时手术导航系统提高了颧骨种植体植入的准确性，颧骨种植体的平均距离偏差为1.37~1.99mm，计划时的轴线和植入的种植体之间的平均角度偏差约为2.25°。该研究还报道了不同种植体位置（前部颧骨和后部颧骨种植体）、不同颧骨种植体长度的临床准确性，其并没有统计学上的显著差异（图8.7）[31]。因此，要实现颧骨种植体位置的精准植入，最大限度地减少由植入误差带来的手术侵入性和风险性，实时手术导航系统是一个有望替代手术导板的选择。

无牙颌ED患者植入传统种植体与颧骨种植体的存活率比较

一个研究中心做了一项随机对照试验，试验的短期结果表明，对于其他进行过正常骨增量手术的萎缩性上颌骨患者，即刻负重的颧骨种植体与常规种植体相比，存活率明显提高，且并发症显著降低[32]。另一项临床研究报道，10例ED患者的上颌骨常规种植体和颧骨种植体的存活率分别为77.50%和100%，下颌骨[33]常规种植体的生存率为88.75%。传统种植体与颧骨种植体一起植入在上颌骨的成活率相对较低。传统上颌骨种植体的存活率较低可能是由以下几个因素造成的：①与其他自体骨移植供骨部位相比，髂骨移植的骨吸收更大[34]；②由于移植区的骨骼严重萎缩，血供不足以支持移植骨的营养维持；③与非ED患者相比，重度无牙颌ED患者在上颌前牙区有更多的"纤维骨"，这种情况会影响骨移植和成功的骨结合[33]。为避免传统种植体在骨增量后的骨组织中脱落或失败，对于上颌前牙区骨量严重不足的ED患者，应考虑四穿颧种植，以省略骨增量的手术步骤，并降低术中和术后的并发症。

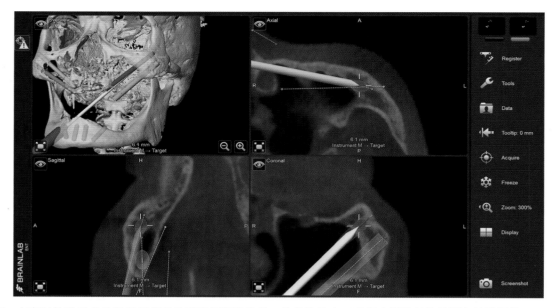

图8.7　在实时外科手术导航系统的引导下进行颧骨种植，种植体从入口到根尖端路径的骨预备钻孔操作。

治疗年轻无牙颌ED患者的跨学科方案

　　与成人ED患者不同，治疗年轻的无牙颌ED患者可能更加复杂。因为他们的口腔和颌面部组织可能仍在生长。需要与儿科牙医、正畸医生、修复医生和口腔颌面外科医生召开跨学科会诊，不仅要确定年轻的ED患者需要什么样的治疗，还要根据年轻ED患者的生长发育状况来决定何时进行这些手术。整体的治疗方案和手术中期的治疗计划应根据年轻ED患者的具体年龄和生长发育状况而具体制订。应提前进行临床和影像学检查，包括头影测量分析、口腔内X线片、研究石膏模型及诊断蜡型，顺利并按部就班地交接给每位临床医生，直到完成整个治疗计划。

　　为了使年轻无牙颌ED患者的口腔功能达到最佳的康复程度，必须纠正不良的颌间关系、保留牙槽骨、培养正确的说话和咀嚼方式，使正常的面部特征和牙列得以发育，让这些患者的情感和心理能够得到正常发展。然而，在专业领域中，关于何时开始治疗及康复年轻的无牙颌ED患者，还未能达成共识。一些研究表明，修复治疗可以在患者3～4岁的早期阶段开始，以帮助恢复咀嚼功能、口周肌肉的发育正常化，从而使颌骨的生长模式正常化[5,35]。另一些研究建议在学龄前就开始进行修复治疗干预，以帮助患者发展他们的社交和心理健康，提高他们的信心和自尊[8]。

　　修复治疗的方式包括固定式、可拆卸式，或种植体支持式的义齿修复体。由于缺乏足够数量的天然牙及刺激下颌骨生长[8]的效果，固定义齿很少应用于年轻无牙颌ED患者的治疗。可摘义齿，例如全口义齿、局部义齿或覆盖义齿，常被报道用于年轻的无牙颌ED患者，因为在生长阶段使用这些义齿进行修复是最容易的[8,36]。虽然可摘的活动义齿可以暂时保持相对正常的口腔功能，但活动义齿的固位性和稳定性差，有时美观性不佳，可能会阻碍儿童的心理发展。因此，越来越多的临床医生倾向于使用种植体固定式的义齿来治疗年轻无牙颌ED患者。儿童和青少年被认为是适合使用种植体支持式修复的，因为他们身体的生理生长和颌骨的形态尚未发育完成。由于下颌骨前部区域的生长通常在3岁时完成，而垂直生长的速度较慢[37-38]，对于重度无牙颌的ED患儿，下颌骨前牙区可能是植入种植体的理想位置。令人鼓舞的是，已有初步研究显示了良好的治疗结果[35-36]。根据ED患者国家基金会的研究推荐，种植体被推荐植入于7岁以上[39]儿童的前下颌区域。由于前下颌骨的形态在7岁以后可能不会出现明显的变化，因此认为可以在这个年龄开始对前下颌骨进行早期的种植治疗。然而，值得注意的是，下颌骨的长度和高度可以从青春期持续生长发育到成年早期[16]；因此，在植入种植体之前应考虑到这一点。

据报道，与下颌骨相比，在儿童上颌前牙区域植入早期种植体将不利于儿童上颌骨生长阶段的发育[40]。在1989年的种植学共识会议上提出，建议种植体应在上颌骨生长达到最大限度后，也就是在大约15岁时再进行种植[41]。因为颧骨种植体的植入路径是穿透上颌骨和颧骨，想要为重度无牙颌ED患儿提供更加可靠并且可以预见的治疗结果，应推迟颧骨种植体的植入时间，直到上颌骨完全发育完毕。

结论

颧骨种植体手术方式是一种可靠的修复治疗方法，可以为无牙颌ED患者提供可预测并可靠的治疗结果。术前的评估应联合儿科牙医、正畸医生、修复医生和颌面外科医生，共同规划出以患者为中心的最佳的跨学科治疗方案。建议根据每名ED患者的不同情况去选择特定的颧骨植入方法，以避免术中和术后的并发症并实现理想的、长期的修复效果。

参考文献

[1] Buyse ML. Birth defects encyclopedia. The Center for Birth Defects Information Services, Inc. Birth Defects Orig Artic. 1980;16(5):83–91.

[2] Mark BJ, Becker BA, Halloran DR, et al. Prevalence of atopic disorders and immunodeficiency in patients with ectodermal dysplasia syndromes. Ann Allergy Asthma Immunol. 2012;108(6):435–8.

[3] Thurnam J. Two cases in which the skin, hair and teeth were very imperfectly developed. Med Chir Trans. 1848;31(1):71–82.

[4] Pinheiro M, Freiremaia N. Ectodermal dysplasias: a clinical classification and a causal review. Am J Med Genet. 1994;53(2):153–62.

[5] Kaul S, Reddy R. Prosthetic rehabilitation of an adolescent with hypohidrotic ectodermal dysplasia with partial anodontia: case report. J Indian Soc Pedod Prev Dent. 2008;26(4):177–81.

[6] Céline C, Smail HR, Marguerite J, et al. Only four genes (EDA1, EDAR, EDARADD, and WNT10A) account for 90% of hypohidrotic/anhidrotic ectodermal dysplasia cases. Hum Mutat. 2011;32(1):70–2.

[7] Schmidt-Ullrich R, Paus R. Molecular principles of hair follicle induction and morphogenesis. BioEssays. 2005;27(3):247–61.

[8] Pigno MA, Blackman RB Jr, et al. Prosthodontic management of ectodermal dysplasia: a review of the literature. J Prosthet Dent. 1996;76(5):541–5.

[9] Holbrook KA. Structural abnormalities of the epidermally derived appendages in skin from patients with ectodermal dysplasia: insight into developmental errors. Birth Defects Orig Artic Ser. 1988;24(2):15–44.

[10] Boj JR, Duran vAJ, Cortada M, et al. Dentures for a 3-yr-old child with ectodermal dysplasia: case report. Am J Dent. 1993;6(3):165–7.

[11] Jensen SS, Terheyden H. Bone augmentation procedures in localized defects in the alveolar ridge: clinical results with different bone grafts and bone-substitute materials. Int J Oral Maxillofac Implants. 2009;24(Suppl):218–36.

[12] Grecchi F, Pagliani L, Mancini GE, et al. Implant treatment in grafted and native bone inpatients affected by ectodermal dysplasia. J Craniofac Surg. 2010;21(6):1776–80.

[13] Garagiola U, Maiorana C, Ghiglione V, et al. Osseointegration and guided bone regeneration in ectodermal dysplasia patients. J Craniofac Surg. 2007;18(6):1296–304.

[14] Chrcanovic BR, Albrektsson T, Wennerberg A, et al. Survival and complications of zygomatic implants: an updated systematic review. Int J Oral Maxillofac Surg. 2016;74(10):1949–64.

[15] Cawood JI, Howell RA. A classification of the edentulous jaws. Int J Oral Maxillofac Surg. 1988;17(4):232–6.

[16] Salinas TJ, Sheridan PJ, Castellon P, et al. Treatment planning for multiunit restorations—the use of diagnostic planning to predict implant and esthetic results in patients with congenitally missing teeth. J Oral Maxillofac Surg. 2005;63(2):45–58.

[17] Wang HW, Wang F, Huang W, et al. Morphometric analysis of maxillofacial bone in 48 patients with ectodermal dysplasia. Shanghai Kou Qiang Yi Xue. 2017;26(2):193–7.

[18] Chrcanovic BR, Pedrosa AR, Custódio ALN, et al. Zygomatic implants: a critical review of the surgical techniques. Oral Maxillofac Surg. 2013;17(1):1–9.

[19] Davo R, Pons O, Rojas J, et al. Immediate function of four zygomatic implants: a 1-year report of a prospective study. Eur J Oral Implantol. 2010;3(4):323–34.

[20] Carlos A, Carolina M, Karen F, et al. Zygomatic implants placed using the zygomatic anatomy-guided approach versus the classical technique: a proposed system to report rhinosinusitis diagnosis. Clin Implant Dent Relat Res. 2013;16(5):627–42.

[21] Aparicio C, Manresa C, Francisco K, et al. Zygomatic implants: indications, techniques and outcomes, and the zygomatic success code. Periodontol 2000. 2014;66(1):41–58.

[22] Rossi M, Duarte LR, Mendonça R, et al. Anatomical bases for the insertion of zygomatic implants. Clin Implant Dent Relat Res. 2008;10(4):271–5.

[23] Hung K, Ai Q, Fan S, et al. Measurement of the zygomatic region for the optimal placement of quad zygomatic implants. Clin Implant Dent Relat Res. 2017;19(5):841–8.

[24] Takamaru N, Nagai H, Ohe G, et al. Measurement of the zygomatic bone and pilot hole technique for safer insertion of zygomaticus implants. Int J Oral Maxillofac Surg. 2016;45(1):104–9.

[25] Rigolizzo MB, Camilli JA, Francischone CE, et al. Zygomatic bone: anatomic bases for osseointegrated implant anchorage. Int J Oral Maxillofac Implants. 2005;20(3):441–7.

[26] Davó R, Pons O. 5-year outcome of cross-arch prostheses supported by four immediately loaded zygomatic implants: a prospective case series. Eur J Oral Implantol. 2015;8(2):169–74.

[27] Van AN, Vercruyssen M, Coucke W, et al. Accuracy of computer-aided implant placement. Clin Oral Implants Res. 2012;23(s6):112–23.

[28] Beretta M, Poli PP, Maiorana C, et al. Accuracy of computer-aided template-guided oral implant placement: a prospective clinical study. J Periodontal Implant Sci. 2014;44(4):184–93.

[29] Chrcanovic BR, Oliveira DR, Custódio AL, et al. Accuracy evaluation of computed tomography-derived stereolithographic surgical guides in zygomatic implant placement in human cadavers. J Oral Implantol. 2010;36(5):345–55.

[30] Vrielinck L, Politis C, Schepers S, et al. Image-based planning and clinical validation of zygoma and pterygoid implant placement in patients with severe bone atrophy using customized drill guides. Preliminary results from a prospective clinical follow-up study. Int J Oral Maxillofac Surg. 2003;32(1):7–14.

[31] Hung K, Wang F, Wang H, et al. Accuracy of a real-time surgical navigation system for the placement of quad zygomatic implants in the severe atrophic maxilla: a pilot clinical study. Clin Implant Dent Relat Res. 2017;19(3):458–65.

[32] Esposito M, Davó R, Martipages C, et al. Immediately loaded zygomatic implants vs conventional dental implants in augmented atrophic maxillae: 4 months post-loading results from a multicentre randomised controlled trial. Eur J Oral Implantol. 2018;11(1):11–28.

[33] Wu Y, Wang XD, Wang F, et al. Restoration of oral function for adult edentulous patients with ectodermal dysplasia: a prospective preliminary clinical study. Clin Implant Dent Relat Res. 2015;2(S2):633–42.

[34] Tiwana PS, De Kok IJ, Stoker DS, et al. Facial distortion secondary to idiopathic gingival hyperplasia: surgical management and oral reconstruction with endosseous implants. Oral Surg Oral Med Oral Pathol Oral Radiol Endod. 2005;100(2):153–7.

[35] Mankani N, Chowdhary R, Patil BA, et al. Osseointegrated dental implants in growing children: a literature review. J Oral Implantol. 2014;40(5):627–31.

[36] Ramos V, Giebink DL, Fisher JG, et al. Complete dentures for a child with hypohidrotic ectodermal dysplasia: a clinical report. J Prosthet Dent. 1995;74(4):329–31.

[37] Guckes AD, Scurria MS, King TS, et al. Prospective clinical trial of dental implants in persons with ectodermal dysplasia. J Prosthet Dent. 2002;88(1):21–5.

[38] Kearns G, Sharma A, Perrott D, et al. Placement of endosseous implants in children and adolescents with hereditary ectodermal dysplasia. Oral Surg Oral Med Oral Pathol Oral Radiol Endod. 1999;88(1):5–10.

[39] Mascoutah IL. Parameters of oral health care for individuals affected by ectodermal dysplasia syndromes. Muncie, IN: National Foundation for Ectodermal Dysplasias; 2003. p. 1–28.

[40] Carmichael RP, Sándor GK. Dental implants, growth of the jaws, and determination of skeletal maturity. Atlas Oral Maxillofac Surg Clin North Am. 2008;16(1):1–9.

[41] Tetsch P, Ackermann KL, Behneke N, et al. Proceedings of a consensus conference on implantology. Int J Oral Maxillofac Implants. 1990;5(Suppl):182–7.

第9章　因肿瘤疾病导致的上颌骨缺陷病例的穿颧种植

颌面部肿瘤患者的挑战

　　与其他能够从颧骨种植体的应用中得到受益的患者相比较，颌面部肿瘤患者的治疗难度更大。上颌骨因为处于面部的中心位置，并且与其他重要解剖组织结构的各种关系，例如眼眶、鼻、口腔、口咽、面部和牙齿，这意味着即便患者当时的疾病得到了充分的治疗控制，但上颌骨和面中部的任何组织切除都可能对患者造成不良后果。为了尽可能有效地恢复被切除组织结构的功能，对患者上颌骨进行重建和恢复的要求非常高，并希望患者能够以一种有效的方式适应并成功地使其继续发挥功能。面部形态的恢复、口唇部的美学效果，以及语言、咀嚼、张口和吞咽等功能的保留是治疗这些患者时首要考虑的因素。如果患者不仅是被治愈疾病，而是获得有效的治疗并尽量恢复到最高限度的术前颌面部功能水平，那么包括外科医生、肿瘤医生、放射科医生、病理学家、颌面修复医生、语言治疗师、解剖学专家等在内的多学科团队的合作就非常重要。理想情况下，这些患者应该在能够研发并提供跨学科手术治疗方案的癌症诊疗中心进行治疗。因为上颌和面中部的癌症发病率占所有头颈部癌症的比率不足6%，肿瘤相对罕见。如果没有密切配合的跨学科联合诊疗方案，这类患者往往无法得到有效的治疗，结果常常是造成面部畸形或是颌骨切除，对患者的生活质量（QOL）有着很大影响。此外，有证据显示，这类患者群体的长期生存率低于头颈部[1]其他部位的癌症患者，因此快速而有效的治疗方式是至关重要的。在治疗前，患者及其家属往往需要大量的情感支持和对相关疑问的解答，因此我们不应忘记这个部位的疾病对他们的情感所产生的影响。

C. Butterworth (✉)
Liverpool Head & Neck Centre, University of Liverpool, Liverpool, UK
e-mail: c.butterworth@liv.ac.uk

© Springer Nature Switzerland AG 2020
J. Chow (ed.), *Zygomatic Implants*, https://doi.org/10.1007/978-3-030-29264-5_9

综合外科颌面修复治疗方式

在默西塞德头颈部癌症中心，已经为这类患者开发了一种治疗模式，特别强调了包括颌面外科修复医生在手术治疗中的主要作用，也强调了口腔修复及以种植体为基础填充后假体康复的重要性，还有在肿瘤切除时须准备好用于填充的假体并能够同时进行种植体植入的重要性。手术团队几乎总是包括一名手术外科医生、一名微血管重建外科医生和一名口腔颌面外科医生来应对这些上颌及面中部肿瘤患者的治疗。在完成患者初诊和各组织部位检查后，应该由诊疗团队对患者进行评估，包括接受MRI、CT和牙科X线检查，从而制订一个合适的全面治疗计划，并且确定该手术方案是否偏于保守、有无治疗和/或康复的效果。在考虑进行微血管游离软组织移植时，要特别评估患者的整体健康状况。对于后期康复作用不大及保留意义较小的牙齿进行详细的牙科评估，以诊断是否需要拔除。如果需要拔除，还会制作牙齿印模并拍照，以用来设计外科手术用的导板或最终修复体。

理想的治疗目标

根据所有可用的临床信息，以及患者及其家属的病例细节陈述，医生将在术前向患者解释治疗方案的最终效果。患者肯定首先关注的是口腔功能的恢复和长久的使用效果，然而修复后的面部美观性可能会改变并可能对其他功能造成影响，这些也要和患者提前解释清楚并让患者了解。此外还可能会提到术后需要进行的放疗或化疗以及放疗或化疗对外科手术/修复体重建可能造成的影响，还有患者的生活质量等。

为了理想的治疗目标，我们可以采取的治疗及康复方案有：

- 对患者疾病的控制/治疗
- 对患者面部形态的保留/恢复
- 口腔与鼻/上颌窦的分离治疗
- 口腔内牙齿的修复
- 快速的治疗和康复
- 口腔后期维护需求较低
- 口腔功能及生活质量的恢复

尽管一切治疗计划与此阶段患者的肿瘤疾病都高度相关，例如是否进行过初始切除，切除的是否充分以及化（放）疗后的反应，但所有这些我们都无须多言，因为患者的肿瘤疾病控制情况超出了本章的讨论范围。如果在早期被诊断为颌面肿瘤，那么患者的治愈率和后期生存率都会更高。患者的上颌或是颜面中部的垂直向组织切除数量直接影响患者面部形态的恢复与保留。骨组织切除的体积越大，对患者术后颜面形态的影响越大，对微血管骨重建的技术要求也越高。尤其是眶底的颌骨和颧骨被切除的时更是如此。在鼻子或颜面中部切除的患者中，有一些需要进行复杂的、分阶段的微血管重建修复手术，以此来重建患者的面部组织结构。尽管整形手术的效果可能不如假体填充的修复效果好，但是有些患者还需要进行辅助性放疗，因此是否选择假体填充治疗往往是更灵活的。牙齿的恢复对嘴唇的支撑是至关重要的，这反过来也有助于治疗后的最终面部形态的塑造。

口腔与鼻腔或鼻窦的分离对于患者来讲和对于临床医生来讲其实一样至关重要，因为这对于说话和吞咽等功能有很大影响。它可以通过使用腭部阻塞器和通过局部皮瓣或游离组织转移手术来完成。至于是否采用以上操作则通常是基于患者是否适合更先进的手术技术或当地是否有专业的外科专家来决定。就功能性的结果而言，目前还没有一致意见或强有力的证据表明哪种方法比另一种更好，因为这两种方法在恢复患者咀嚼和语言功能[2]都有很好的效果。毫无疑问，使用腭部阻塞器修复的方法，有很大的可能会有漏液、漏气、结痂的伤口卫生等问题，并对部分患者的心理健康产生不良的影响。面对这些患者，如何康复他们的口腔功能是本章将要描述的主要内容。因为，颧骨种植技术的出现和发展大大地改善了这类患者的口腔问题。可以通过认真规划并使用上颌腭部阻塞器，在手术当天即可安装带有牙齿的腭部阻塞器并完成牙齿康复。然而，当采用游离组织移植手术来修复上颌骨缺损后，传统的口腔修复方式通常是不可能的。因此，颌面外科医生只能依靠种植体的植入来提供有效的牙齿修复。

总体而言，要想实现快速的口腔功能恢复及面部修复则要求在初期手术的同时就植入颧骨种植体和标准轴向种植体。植入操作通常在放射性治疗开始之前，在瘢痕化和纤维化发生之前，这为它们的早期使用提供了机会。切除下颌肿瘤时[3]，同时在下颌骨植入一期种植体已成为一种日益增长的趋势。因为这对患者是非常有利的，而且根据作者的经验，上颌和颜面中部的肿瘤患者则更需要基础路径的颧骨种植体的植入。当使用颧骨种植体后，通过种植体锚固在颧骨的皮质骨上会产生很高的初期稳定性，可以实现即刻植入及即刻负重的方案[4]，可以在初期颌面肿瘤切除术后很短的时间内为患者口腔及面部假体提供有效的支撑和固位，这是穿颧种植技术相比于其他技术（例如针对上颌恶性肿瘤疾病进行治疗的数字化复合整形技术）的一个显著优势。虽然数字化复合整形技术是一种可行的替代方法，但如果要进行术后放化疗，它通常不允许在早期进行口腔内的修复。Alberta研究小组[5]最近发表的一篇广泛使用数字化复合整形技术的论文证实，尽管上颌病例的数量很少，并且不知道5名患者中有多少是恶性肿瘤患者，也不知道有多少患者术后接受了放疗，他们的平均修复时间约为9个月。虽然9个月的修复时间总体上比以前的常规修复方法有了很大的进步，但和理想意义上的修复时间相比仍然很长，而颧骨种植体则是可以缩短康复时间的一个有效方法。

对于涉及口腔内接受过恶性肿瘤治疗的患者来说，口内修复体的维护是一个重要的问题。即使已采用了颧骨种植体为复杂的假体提供缺陷的内支撑和固位，特别是在使用腭部阻塞器或面部假体的情况下，可能也需要进行多次的定期复诊。这在整体上增加了患者的治疗负担。如果可以，请尽量使用螺钉固位的颧骨种植体来支持修复体。因为可以大大减少其维护的需求，以及患者的复诊次数。正如稍后我们即将陈述的，通过手术进行上颌骨缺损部位的闭合，这一理念结合固定义齿修复体构成了上颌ZIP皮瓣技术[6]基本原理的基础。功能性的康复及生活质量的恢复在很大程度上是基于大量不同因素导致的综合结果。在许多方面，患者的个人态度和他的经历影响着最终的康复效果。然而，为了验证患者的接受程度以及功能恢复方面的疗效，特别是通过新技术所能采集的患者的所有相关信息，公布此领域正在进行工作细节的重要性是非常引人注目的。由于每年可能接受治疗的患者数量很少，即使是在患者很集中的诊疗中心，随机对照试验也不太可能有足够的病例数量，因此将这些患者的生活质量指标与患者访谈结合起来，对于帮助我们理解所使用的治疗方案的优势和局限性是很重要的。虽然作者已经编写过一些经过验证的患者问卷，但在本章中最常用的是华盛顿大学生活质量问卷（第4版）和利物浦口腔健康问卷（第3版）[7]。这些相关的生活质量问卷可以评估具体功能康复的方方面面，例如咀嚼、吞咽和发音，以及更详细的有关患者口腔功能重建方面的信息。无论采用何种治疗方案或使用何种调查问卷，主要的目标是了解并解决患者的临床关键问题，通过治疗尽快地恢复患者的各项功能及生活质量。

疾病分类和治疗方案

　　在考虑不同的治疗方法时，使用解剖学分类是一种有效的辅助手段。因为与侵入眼眶的大型中面部癌症相比，治疗低位水平上的上颌窦牙槽骨小肿瘤患者的手术方式存在很大的差异。虽然公开的分类有许多种，但我们倾向于使用Brown分类[8]，它建议将手术切除的垂直部分及水平部分区分为Ⅰ~Ⅵ类和（a~d级）。

　　这种分类（图9.1）也帮助将患者划分为主要3类，即：
- 低位水平上的上颌骨切除术（Ⅰ类和Ⅱ类）
- 高位水平上的上颌骨切除术（Ⅲ类和Ⅳ类）
- 非牙槽骨位的中面部切除术（Ⅴ类和Ⅳ类）

　　本章的大部分内容主要讨论了低位水平上的上颌肿瘤治疗。因为这类患者构成了目前的大多数病例。此外，这些低位水平上的切除有利于更正常地利用颧骨并改良颧骨。后面的部分将探讨如何使用颧骨种植体和复合游离皮瓣移植术来治疗高位水平上的肿瘤切除，也会讨论颧骨种植体在支持和保留鼻部和中面部硅胶假体的中的应用。

低位上颌骨切除术

Ⅰ类

　　Ⅰ类切除术是对上颌骨进行最小的垂直向

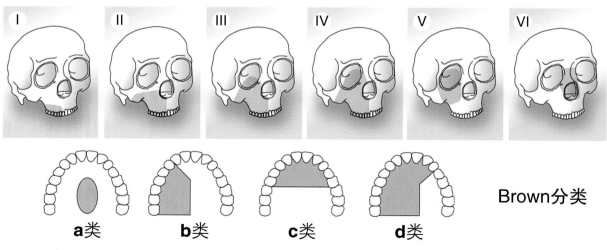

图9.1　上颌骨和面中部切除区域的Brown分类。

切除术，通常仅涉及牙槽骨切除，而不涉及上颌骨基底部或硬腭本身。需要进行Ⅰ类切除术最常见的临床病例为恶性的牙龈肿瘤。位置在上颌骨前区，不会导致与上颌窦腔的连通（图9.2），但在尖牙区到后方的牙槽骨切除通常会导致上颌窦部位的缺损（图9.3）。Ⅰ类切除的手术方法将取决于余留牙齿状况以及种植体植入时的路径和骨骼的可利用性。对于如图9.2所

图9.2　上颌骨前部区域Ⅰ类a级的牙龈肿瘤切除。

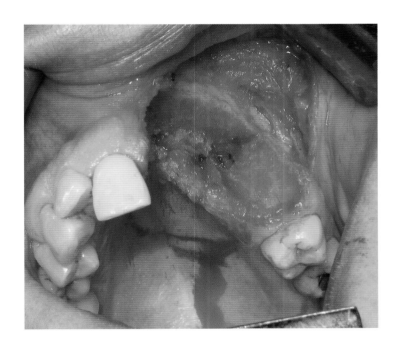

图9.3　Ⅰ类a级后牙区肿瘤切除后受损的上颌骨。

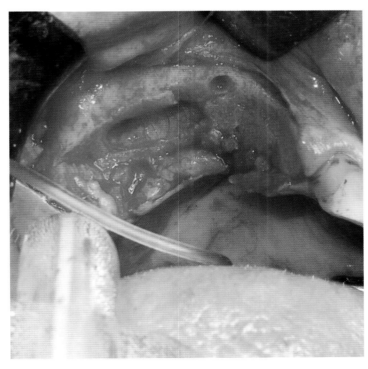

示有限的前牙切除病例，并没有首选种植体方案，而是使用制作良好的局部义齿来修复，这也是非常容易采纳的手术方案。如果水平向切除面积较大，需要拔除更多的牙齿（或患者无牙颌），则鼓励使用初期颧骨种植体和/或普通种植体，尽可能为患者提供早期负重的固定义齿。在上颌窦因后牙区的切除而显露时，会使

用颊脂垫和前颊侧皮瓣移植来关闭这一缺损，这样做主要是为了避免使用假体进行封闭。虽然这通常会导致局部解剖结构有一定程度上的改变，例如颊侧前庭沟的丧失，但使用精确植入的种植体或牙齿支持的修复体可以克服这个问题，而不会对患者造成持续性的伤害。图9.4显示了一名患者上颌骨前部的恶性牙龈肿瘤情

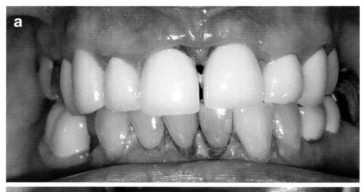
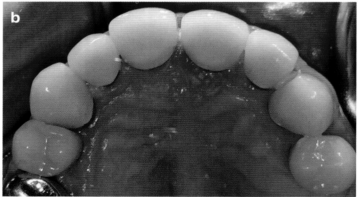
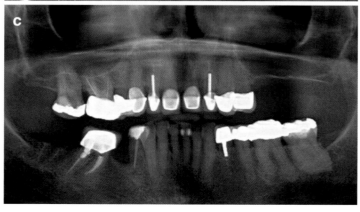

图9.4　（a~c）上颌骨前部患有牙龈鳞状细胞癌患者的临床照片和X线片。

况。切除肿瘤至少需要拔除前牙区两侧从尖牙到尖牙的区域，同时进行Ⅰ类骨切除手术。为了便于后续的固定义齿修复，第一颗前磨牙也被拔除了。手术前，须获取牙齿印模并制作临时局部义齿，在手术的同时进行安装，以支持切除后牙槽骨的黏膜愈合。

在全身麻醉下，切除肿瘤部位之前，先

将牙齿拔除，结合牙龈组织和肿瘤下面的骨组织，利用超声骨刀对肿瘤部位进行有控制的切除。切除后，进入右侧和左侧颧骨区域并在上颌窦侧壁创建颊侧开窗，以此保证整个手术过程中上颌窦膜的完整性（图9.5）。通过骨窗可以实现对上颌窦膜的提升并观察颧骨，还可以通过上颌窦黏膜在牙槽骨表面从上至下进行探

图9.5　（a～c）术中照片显示上颌骨前部边缘切除并在保护好上颌窦的前提下进行了常规颧骨种植体的植入。

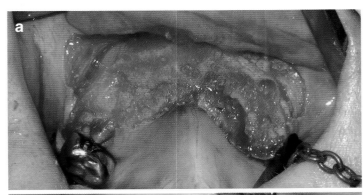

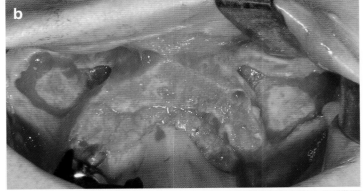

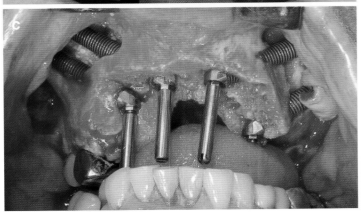

测，以便识别颧骨本身的最佳入口点。随后，最初的骨预备钻孔被开在颧骨，然后通过残留的牙槽骨沿着理想的植入路径顺序进行彻底的钻入。在Ⅰ类牙槽骨切除术中，由于牙槽骨高度方向的大面积缺失，颧骨种植体的路径通常在上颌窦内。在骨量往往有限的牙槽骨末端，作者为了确保上颌窦膜的完整性，会进行一个局部的提升和骨移植的操作。进行植骨操作

（异种植骨/自体骨移植）的原因是确保颧骨种植体头部周围的骨组织是强健的。这里任何的骨吸收都很有可能导致口-鼻窦瘘道。也可以在颧骨种植体的螺纹之间和螺纹之上进行骨增量手术。然后，在愈合阶段使用胶原蛋白或富含血小板的纤维蛋白（PRF）膜覆盖并增强该区域的骨组织，目的是促进种植体长度方向上骨组织的进一步形成。使用导向杆拧入颧骨种

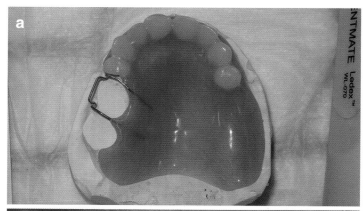

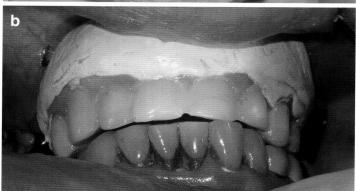

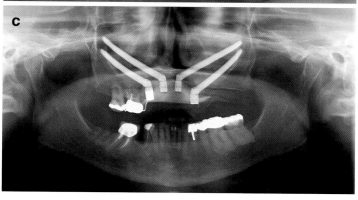

图9.6　（a~c）使用牙周塞治剂重新排列的临时局部义齿和颧骨种植体植入后的X线片。

植体颈部作为最后的检查程序。仔细评估种植体颈部的最终角度是否与对颌相对应。一旦颧骨种植体就位并完成上颌窦内的骨移植，就可安装角度复合基台并扭转到位。分层的皮瓣移植是将获取的移植物嵌入在前上颌骨内裸露的骨表面和种植体头部周围。获取主印模和咬合间距记录，然后进行软组织缝合。最后，在患者苏醒之前，用牙周塞治剂对临时义齿修复体

进行衬里并安装好（图9.6）。2周后，移除临时性义齿修复体并清理手术区域。在铸造的钴铬框架上进行试戴程序，以确保术中口内记录的准确性和最终牙齿位置的适合性。检查种植体周围软组织部位以确保在1周后安装最终修复体之前获得合适的牙龈颈缘条件（图9.7）。对裂开的移植皮瓣的愈合情况进行监测，并为患者制订适当的口腔卫生维护计划。根据我们的

图9.7 （a，b）由颧骨种植体支持的桥架修复体的唇腭侧照片。

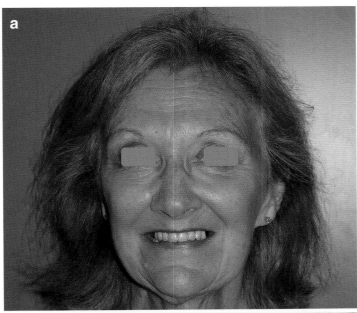

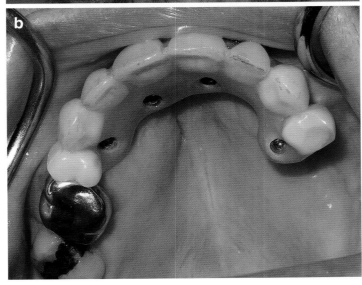

肿瘤病学审查方案，患者在第一年会接受6~8周的定期疾病监测检查。

颧骨种植体设计

作者使用了由Southern Implanst公司独家提供的颧骨系列种植体（图9.8），因为它们适用于不同患者的解剖情况，尤其是针对肿瘤患者，该公司具备很多与其他产品不一样的优势。其种植体基台的连接与普通种植体的一致，与种植头部长轴成55°角。在可能的情况下，当采用传统方式植入颧骨种植体时，作者倾向于使用从颈部到根部都有粗糙表面处理的传统颧骨种植体，积极地保护好上颌窦。正如前面所描述的，这样做有利于整颗种植体在沿着种植体本身的长轴方向上实现良好的骨结合。如果颧骨的尺寸受到限制，却必须采用四穿颧入路时，则可使用根端较窄的种植体，例如Zygan™种植体。它的根端为3.4mm，螺纹为15mm，颈部螺纹具有非常低的粗糙表面，还有加工过的光滑表面。将颧骨种植体植入在因肿瘤缺损的骨骼中，正如我们接下来将在第二类缺损中看到的，颧骨肿瘤种植体为临床医生和患者提供了一个极好的方案选择。该种植体具有与传统种植体相同的根尖尺寸（4.8mm），螺纹长度为15mm，种植体的其余部分是经过机械加工抛光过的。这确保了种植体可以植入在上颌骨或上颌窦缺损的位置，促进了软组织健康，有利于软组织附着，并且与具有粗糙螺纹的种植体相比更容易清洁。在无任何缺陷及萎缩的上颌骨上完成传统的上颌窦外路径的肿瘤种植体可以很好地发挥功能。

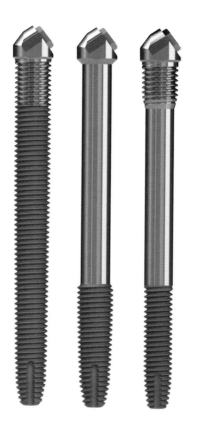

图9.8　针对不同的解剖条件设计的常规种植体系统（左）、肿瘤种植体系统（中）和Zygan™颧骨种植体系统（右）（Southern Implants公司）。

低位上颌骨切除术

Ⅱ类

Ⅱ类缺损是此类患者中最常见的缺损种类，并提出了很多重大的挑战。其中最重要的问题之一是如何处理由此产生的口鼻瘘道。与Ⅰ类缺损相比，Ⅱ类缺损不易与局部组织形成闭合，通常必须在假体充填和游离血管组织闭合之间做出一步关键的选择。Ⅱ类缺损的水平位置部分也是至关重要的。图9.9显示了3种不同的Ⅱ类缺损：前颌切除（次c类）、单侧上颌切除（次b类）和次级整体水平切除（次d类）。次a类是属于中央腭部缺损（图9.1），通常并不会采用颧骨种植体进行治疗，为简单起见，这里将不再进一步讨论。

图9.9 根据不同的水平位置进行分类的上颌Ⅱ类缺损：次b类（a）、次c类（b）、次d类（c）。

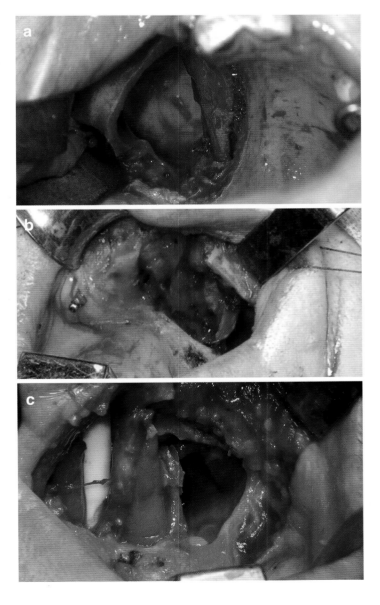

随着水平部位切除部分的增加，未受影响的上颌骨和剩余的牙齿数量减少，不能为假体提供支持和固位，传统的假体充填手术对于患者来说会更加困难。当余留牙较少或患者无牙时，仅通过假体充填造成的损伤程度会进一步增加，为了使假体保持稳定，则需要种植体的辅助。当手术涉及软腭时，因为软腭的边缘软组织是可移动的，所以要想使假体充填有效就更具挑战性。因此，理想情况下，在软腭受到影响的地方，作者更倾向于通过外科手术重建软组织来进行治疗。如果患者被诊断为软组织移植术的适应证时，也是修复缺损的一种有效方法，但这样的移植治疗可能会大大影响患者口腔康复的程度。虽然使用软组织皮瓣来修复Ⅱ类缺损很常见，但这些软组织不能为牙齿修复体提供合适的力学支持，导致患者往往没有很好的康复方案可以选择。复合（含骨）皮瓣，例如腓骨、肩胛骨或髂骨的移植，可用于较大的低水平位置的缺陷修复，但并发症较高，增加了外科医生的手术操作难度。在较小的低水平位置的缺陷修复中，也不是不可能，但是使用也是很困难的。虽然一些团队通常采用数字规划的方式进行软组织重建并植入初期种植体，但这些做法还远未普及，因为对于大多数患者来说，尤其是在切除手术后需要接受放射性治疗的患者，种植体的初期稳定性其实只是次要的考虑因素。

总而言之，需要综合患者的健康状况和治疗诉求、切除组织部位的大小、软腭的切除程度、切除后的牙齿状态和质量、术后破伤风的可能性以及多学科治疗团队的技能和资源，在所有这些因素之间取得平衡。口腔功能康复的速度在很大程度上取决于所采用的技术，这应该与患者商量后决定，特别是如果他有很高的口腔治疗诉求和主观意愿时。

确定Ⅱ类缺陷治疗方案

图9.10说明了作者和他的同事在治疗Ⅱ类患者时所采取的循序渐进的方法。首先要确定患者是否适合进行手术和是否愿意选择进行游离组织移植。在可能的情况下，首选按照缺陷分类的组织结构外沿向下移动，除非患者在医学条件上不适合这种水平位置上的手术，或者有其他手术原因需要选择封闭，理想情况下，我们希望将维护的代价降到最低。

下一步是评估患者的牙齿状况，特别是牙槽骨被切除的位置。建议对切除后余留牙的数量和稳定性进行仔细的临床分析和X线检查，并评估对颌牙列、垂直高度、咬合平面和任何多余的牙槽骨垂直高度。

当患者具有较好的牙槽骨条件时，特别是如果切除部位位于尖牙后区时（图9.11），可能会保留牙列。大多数患者可以与这种缩短的牙弓功能实现和谐共处，如果有需要，可以通过增加制作一个小的局部可摘义齿来改善面型和外观。

如果切除范围到达中线或更远，可以选择进行骨重建以保留剩余的高质量牙齿，提供后续由种植体支持的复合皮瓣修复，或者通过在缺损侧放置颧骨肿瘤种植体并采用一个ZIP皮瓣技术[6]，并考虑在非缺损侧选择性地拔除牙齿，以便于将常规牙科种植体即刻植入牙槽窝内。如果不能在牙槽窝内植入常规牙科种植体（图9.12），也可以放置传统的颧骨种植体。由于ZIP皮瓣技术在恶性肿瘤的术后康复方面比复合皮瓣技术要快得多，所以它已成为我们治疗Ⅱ类上颌骨缺损的首选方法。

当牙齿状况较差或患者已经没有牙齿，但适合进行软组织皮瓣重建时，那些希望将恢复口腔功能作为肿瘤治疗目的的部分患者可以选择采用ZIP皮瓣技术来进行治疗。

图9.10　Ⅱ类缺陷处理治疗方案。

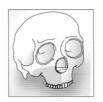

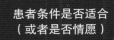

Ⅱ类缺陷治疗方原示意图

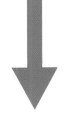

患者条件是否适合
（或者是否情愿）

游离组织闭合

切除手术后余留牙的评估和患
者的主观修复意愿

假体填充

·软组织
·ZIP皮瓣技术
·复合（含骨）翻瓣+/−种植体

·用于固位的牙齿
·牙齿和种植体
·用于固位的种植体

图9.11　（a，b）后牙区Ⅱ类b级患者通过切除和软组织重建手术保留了高质量的残留牙列（由R. Shaw教授提供）。

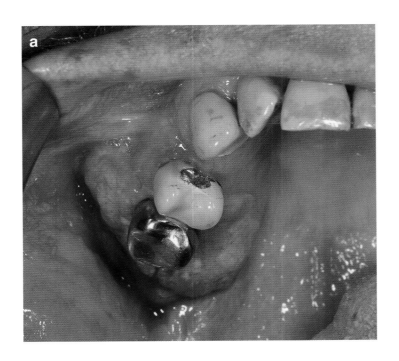

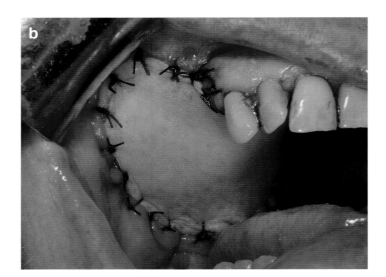

图9.11（续）

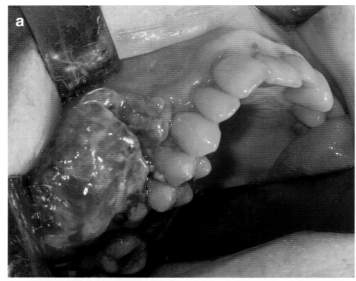

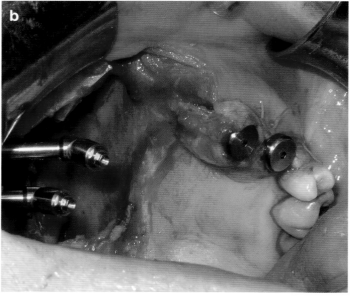

图9.12　（a，b）上颌肿瘤切除术患者在非缺损侧余留牙健康程度良好，决定拔除牙齿以方便对侧颧骨种植体植入。

ZIP皮瓣技术[6]

　　颧骨种植体穿孔皮瓣技术，于2017年首次发表，由作者研发，结合了软组织游离皮瓣重建（通常为桡骨前臂皮瓣）的优点，以关闭口鼻缺损，同时将颧骨肿瘤种植体植入到残留的颧骨，并可以在植入皮瓣时，通过长基台穿透皮瓣软组织并使用即刻负重的种植体（图9.14）。在初次手术期间获取牙齿印模并记录上下颌的咬合关系，即使需要进行辅助放疗治疗的话，随后在手术后的数周内也可以安装一个标准的种植体支持式义齿固定桥。

　　图9.13~图9.18显示了一名82岁女性患者的手术和修复方法，该患者表现为低水平位置上

图9.13　（a~c）老年患者的残留牙列条件差，需要进行Ⅱ类b级上颌骨切除术。

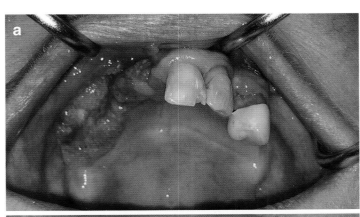

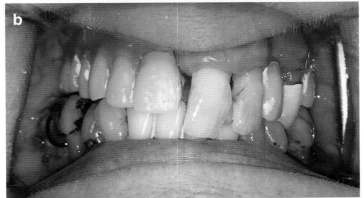

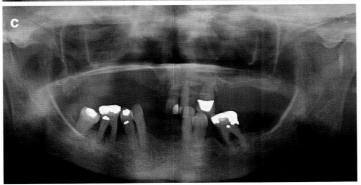

的右侧上颌牙槽骨鳞状细胞癌（SCC），使用的是Brown Ⅱ类b级切除术。就诊时，很明显患者的牙齿状况很差，患有严重的牙周炎症，一些牙齿过度伸长，以及上颌的可摘局部义齿佩戴不适。手术前，先安装好牙齿石膏模型，制作上颌全口义齿作为手术期间的临时咬合记录工具。在手术当天，拔除余留牙并进行Ⅱ类b级切除术，注意不要破坏翼状区域，从而减少术

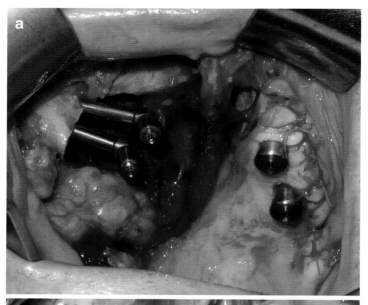

图9.14 （a，b）在切除肿瘤并拔除残留牙齿后，植入常规种植体和肿瘤颧骨种植体。放置基台，并用光固化丙烯酸材料取得基台位置印模。

后口腔牙关紧闭的问题概率。在下颌骨内放置4颗标准牙槽骨内种植体。完成右颈部手术后并寻找血管以供养软组织皮瓣。然后，将颧骨肿瘤种植体植入到被切除侧的残余颧骨中，将

常规颧骨种植体植入在非缺损侧中。为了减少由于皮瓣边缘颊肌的活动而使种植体暴露的风险，颧骨肿瘤种植体采用的植入路径比传统颧骨种植体的位置更偏向水平方向（图9.19）。

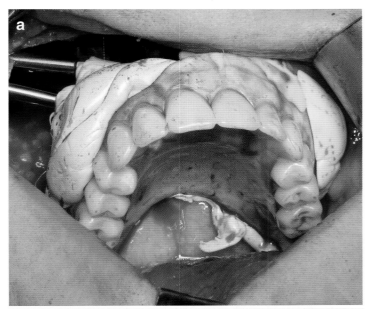

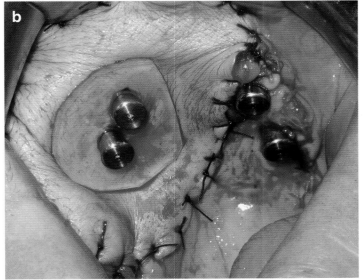

图9.15　（a，b）在植入软组织瓣及穿透缺损侧基台之前，用预制的丙烯酸树脂义齿固定住切端平面和咬合平面。放置柔软的聚乙烯片是为了防止软组织在初始愈合期间在基台上过度生长。

桡骨前臂游离皮瓣被沿着平行于种植体植入的方向提起，植入完成后，缝合非缺损侧，放置多单元基台并拧紧。在颧骨肿瘤种植体上通常使用较长的5mm基台，以方便后续的牙龈整形手术。将印模帽与基台连接上，并使用光固化丙烯酸材料（Individo® Lux；VOCO Gmbh；德国）固定。将已知高度的保护帽放置在多单元基台上，将上颌全口义齿修复体用硅胶印模材

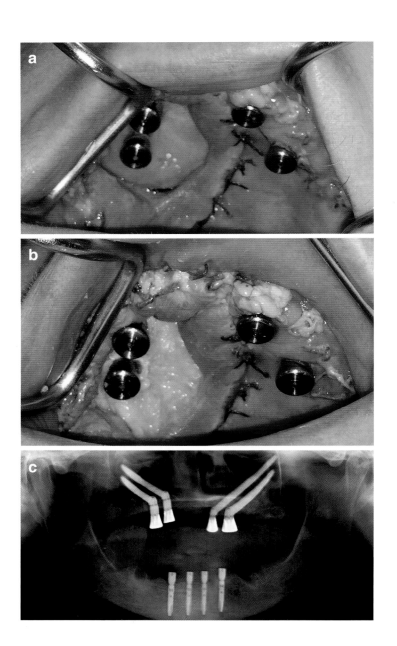

图9.16　（a~c）术后18天，取出软聚乙烯片前后的口内和口外照及全景X线片。

料重新衬里,以提供对牙齿位置、唇部支撑和切端水平方面的指导。

桡骨前臂皮瓣插入上颌缺损处,其蒂在皮肤下方穿入颈部。一旦皮瓣的周边缝合到位,

将基台小心地推入皮瓣,确保基台周围紧密贴合。在愈合期间,使用一小块聚乙烯材料来阻止皮瓣增生后覆盖过基台。经过修剪后须包含2颗种植体。使用4mm组织活检穿孔器进行穿

图9.17 (a～c)手术后6周安装标准的固定金属丙烯酸修复体。注意术后的软组织重建恢复良好,缺陷侧有轻微的软组织增生。

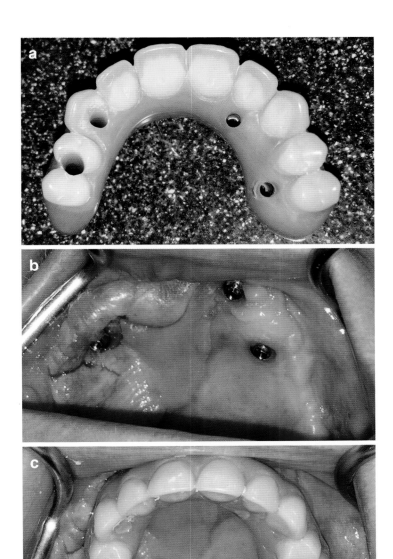

孔，以确保与种植体基台紧密贴合。放置新的锥形基台帽以在愈合期间保留聚乙烯板（图9.15）。在最终颈部创口闭合和患者苏醒之前，将皮瓣蒂与右颈部的血管吻合。

大约2周后，患者前往诊所进行评估，并试戴钴铬金属架固定混合桥修复体。取出塑料愈合帽，检查种植体位置。对牙齿和切端的水平位置进行微调，并在1周后放置最终成型的

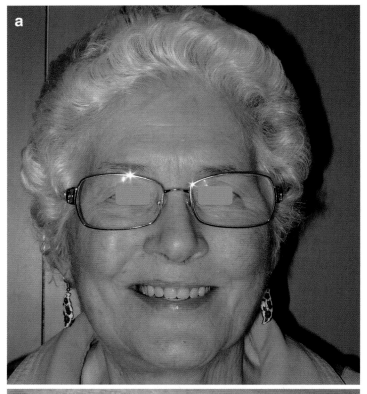

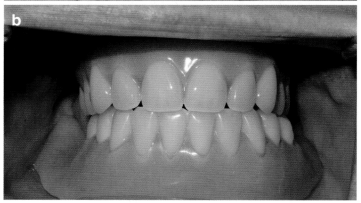

图9.18　（a，b）术后6个月的正面照及修复体照片，显示良好的咬合功能。

金属丙烯酸桥架。病理结果显示患者术后不需要进行放疗。2个月后为患者完成下颌种植体覆盖义齿的修复。检查肿瘤种植体基台周围的软组织情况，并为患者制订特定的口腔卫生保

持方案。患者对她的治疗结果表示高度满意。与手术前相比，她的语音质量和咀嚼能力得到了显著改善，在随访的生活质量问卷中获得了高分。她的面部外观没有受到手术的影响（图

图9.19　（a，b）与植入的常规颧骨种植体相比，颧骨肿瘤种植体被植入在更偏于水平的方向上。

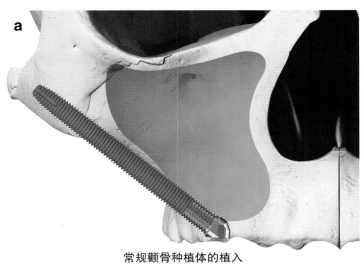

常规颧骨种植体的植入

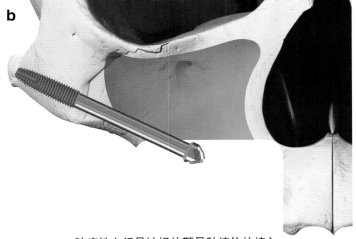

肿瘤性上颌骨缺损的颧骨种植体的植入

9.18）。

ZIP皮瓣也可用于较大的Ⅱ类d级缺损（图9.20~图9.22）以及位置较靠前部的Ⅱ类c级缺损（图9.23~图9.26）。此外，对于较大的缺损，可以使用较厚的前外侧大腿皮瓣（ALT）。但是发现，由于其体积大，小血管穿孔的风险增加，且在手术当天穿孔比桡骨前臂皮瓣更难。对于ALT病例，选择在术后3周

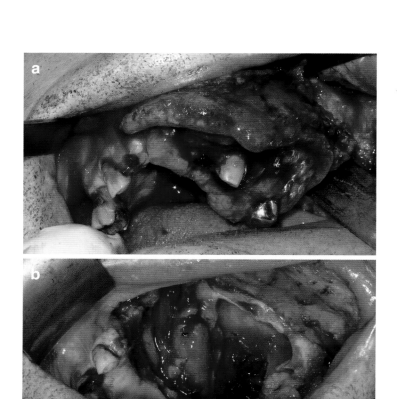
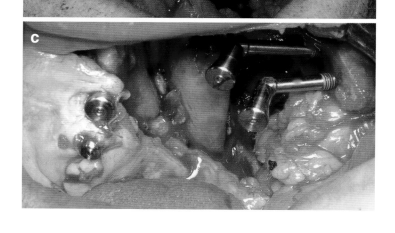

图9.20　（a~c）使用ZIP皮瓣技术处理大面积的Ⅱ类d级缺损。

完成修复体修复，并在那时进行穿孔并去除一些皮瓣（图9.21）。假体矫正了大皮瓣的下垂，患者可以接受术后放疗，而不会对皮瓣或种植体修复产生不良反应。牙齿和面部外观不

受到影响，患者说话也非常清晰。患者最初可能会因为皮瓣的体积过大，导致严重口干，食物颗粒会粘在皮瓣上而难以进食。作者后期继续随访，最近18个月的复查表明面部和口腔的

图9.21　（a~c）术后3周在初手术时移植的皮瓣上穿孔，完成金属–丙烯酸固定修复体的修复。

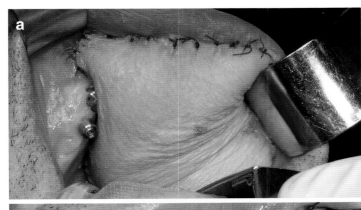

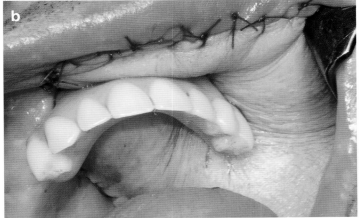

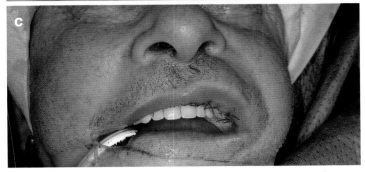

正面照和口内上颌牙𬌗面照非常令人满意，皮瓣进一步缩小（图9.22）。放射性治疗后上颌骨软组织皮瓣的收缩也应该被高度重视，如果一开始采集的皮瓣过小，随后在植入及进行种

植体穿孔时会产生一定的拉力，这种拉力有可能使皮瓣脱离腭部形成瘘道。我们的方法一直是采用比例较大的软组织移植物，它可以在没有张力的情况下填补上颌缺损，并且在需要放

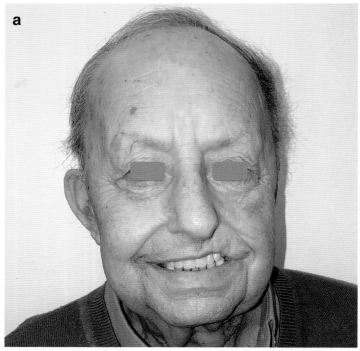

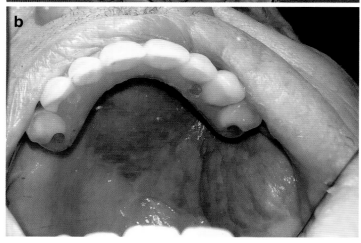

图9.22   （a，b）肿瘤根治切除手术和术后放疗18个月后的面部和正面照和口内上颌牙𬌗面照。

疗时还留有进一步收缩的空间。早期病例之一在腭缘处出现过皮瓣破裂，但自从采用更大尺寸的移植物后，再没有发生任何软组织裂开的现象。

对于Ⅱ类c级前部区域缺损（图9.23），是否需要移植骨组织来支撑鼻子的前部存在争议。然而，根据经验，这并不是一个大问题，因为牙医认为在该区域额外增加的软组织块和

图9.23　（a~c）患者新产生的前上颌恶性肿瘤，需要上颌骨Ⅱ类c级切除术。该患者曾做过左侧上颌骨Ⅱ类b级及软组织皮瓣切除。

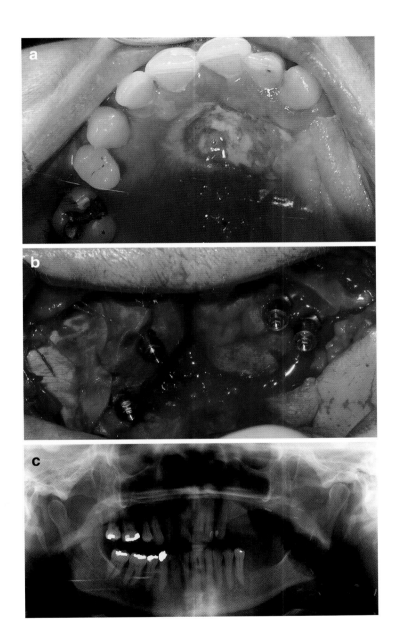

固定义齿提供的唇部支撑会产生良好的面部效果（图9.26）。

在我们看来，ZIP皮瓣技术是一种将疾病控制和功能快速康复结合在一起的一种先进技术，用于低水平位置上的上颌Ⅱ类肿瘤患者，并具有较低的修复体维护保养要求且保证了患者的生活质量。与前几年相比，它使更多的患者获得了牙齿功能的康复，并简化了许多患者的治疗流程。作者工作的医疗机构目前正在进行进一步的深入研究，以检验其长期疗效。

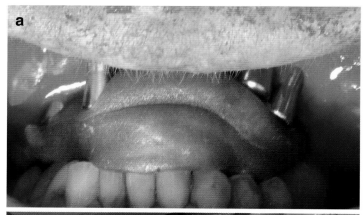
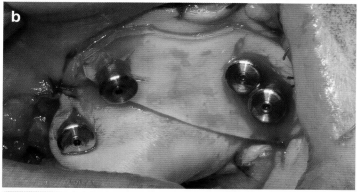
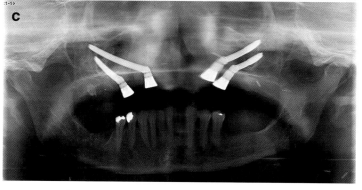

图9.24　（a～c）四穿颧种植体的植入，桡骨前臂皮瓣移植并穿孔后应用聚乙烯膜。

II 类上颌骨缺陷假体充填术

如果患者不适合复杂的手术方式，为了保证患者的语言、咀嚼和吞咽功能，可以选择进行假体充填。这种治疗形式已经存在了几十年，是世界上许多地区治疗 II 类缺陷的主要手段。有多种技术可以制造简单的一体式充填体和高度复杂的多体式充填体，以解决这类患者在治疗时所面临的困难。传统充填体的主要支撑依赖剩余硬腭的数量和余留牙的质量，主要

图9.25 （a～c）初次手术后6周内由种植体支撑的固定桥安装完毕。注意准确的三维植入位置有助于螺钉被安装在修复体的理想位置上。

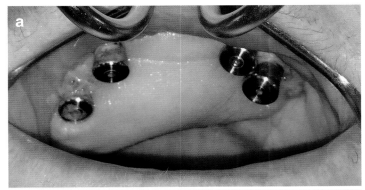

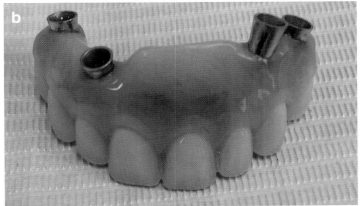

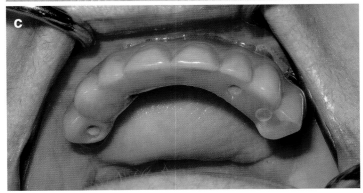

是通过直接钳住天然牙的切口来提供固位。如果这些自然牙没有切口，一些临床医生会对余留牙进行大量改造以改善牙齿轮廓，从而改善充填体之后的支撑和固位问题。只要术前精心做好规划，辅以例如颊侧裂皮移植和下鼻甲切除等手术，上颌骨缺损处也可以提供一些固位。即使进行了这些操作，传统的充填体在主要缺陷侧仍然缺乏支撑，并且在发挥功能期间有向缺陷内移位的趋势。如果非缺陷侧的余留牙较差或完全缺失，充填体在说话和咀嚼时会

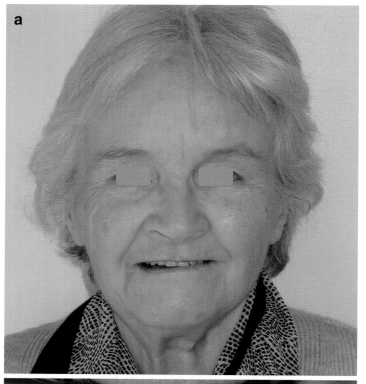

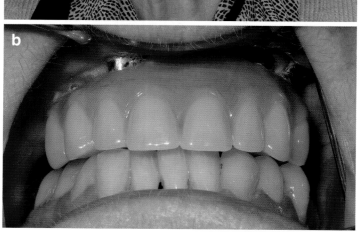

图9.26 （a，b）术后6个月的患者面部外形保持良好，并且无须辅助放疗。

有移动的趋势，这种移动会导致一些患者的软组织损伤和溃疡。在Ⅱ类d级缺陷情况下，特别是在全上颌切除术后（图9.27），所有修复体的力学支持都是由鼻子和敏感的鼻窦内结构提供的，患者发现这些修复体极其难以忍受且很难使用其发挥功能。

在术前阶段制订治疗计划时，评估患者的牙齿状况和治疗意愿是极其重要的。该治疗计划应包括拔除那些预后不良的牙齿，保留那些有助于支持及固位充填体的牙齿，以及保留为修复体安装或颧骨种植体植入提供额外的支撑的牙列。

根据上颌切除的位置和大小，最后充填体的支撑和固位可以由牙齿单独完成（图9.28），也可以由牙齿和种植体的联合支撑来实现（图9.29和图9.30），或者完全由种植体支撑（图9.31和图9.32）。随着腭侧水平位置切除部分的增加，依赖颧骨种植体的植入以提供缺陷内的支撑和固位更加明显了。肿瘤颧骨种植体是用于支持上颌缺损中充填体的重要的种植

体，作者偏向于在进行初级切除手术时直接植入它们。种植体最初的稳定性、成角方向和最终种植体头部的位置是成功完成义齿修复的关键。一般来说，颧骨种植体应该出现在尖牙和第二前磨牙区域，种植体头部大约与之前的牙根尖齐平。在常见的术后牙关紧闭的情况下，将种植体颈部向前倾斜可以改善修复体就位道。在可能的情况下，从有缺陷的一侧植入2颗肿瘤种植体，如果患者的非缺陷侧仍余留有高质量的天然牙，就足以为一体式的充填体提供良好的力学支持和固位。种植体经常通过带有精密附件的铸造杆卡连接在一起，以承载最终的修复体。在这些情况下不需要辅助软组织移植或是皮瓣移植手术。最终的充填体帽塞是经过抛光的丙烯酸材料，因为是由种植体提供的固位，所以能够与缺损区域实现足够密贴，从而实现假体周边的密封。如果缺损侧只能放置单颗肿瘤种植体，则在非缺损侧需要放置额外的种植体，并在必要时可以拔除其他牙齿。对于无牙颌患者，应将额外的种植体植入非缺损

图9.27　Ⅱ类d级缺陷进行了全颌骨切除术，很难为传统的充填体提供支撑及固位。

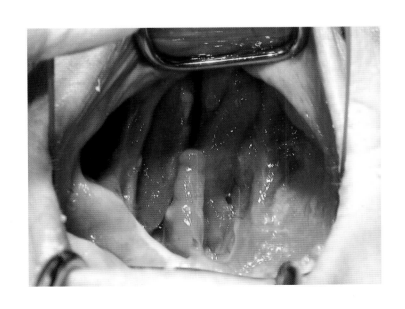

侧，为缺损侧的种植体提供夹板，并为非缺损侧的种植体提供额外的固位和支撑。在全颌切除术的情况下，双侧肿瘤种植体最理想的治疗方式可以选择四穿颧种植术。

在切除和植入种植体之后，制作基台水平的印模，获取剩余的牙齿和上腭轮廓以及缺损部位的表面形态。缺损内和肿瘤种植体周围的明显切口应使用外科纱布覆盖好。用一个预

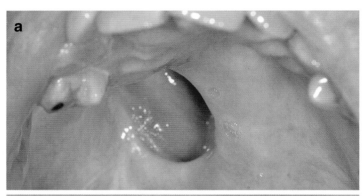
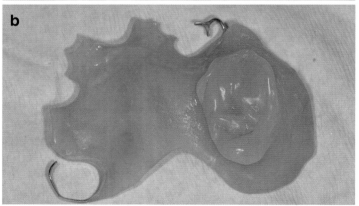
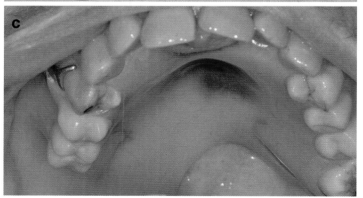

图9.28 （a～c）术后Ⅱ类b级切除，患者余留牙的健康程度良好，可有效为充填体提供力学支撑。

先制作好的装置固定住上下颌的位置，随后放入充填体。作者倾向于使用硅胶腻子重衬缺损处的充填体，一些硅胶腻子会进入到种植体基台头部周围的切口，并会暂时凝固在缺损侧。

患者通常在2周后回到手术室，取出外科手术时的充填体，清理缺损处，并安装由种植体提供固位支撑的过度充填体。作者通常在钴铬合金修复体上安装磁性附着体，因为这样可以让

图9.29　（a~c）儿童患者进行的Ⅱ类b级恶性肿瘤切除并植入了颧骨肿瘤种植体。

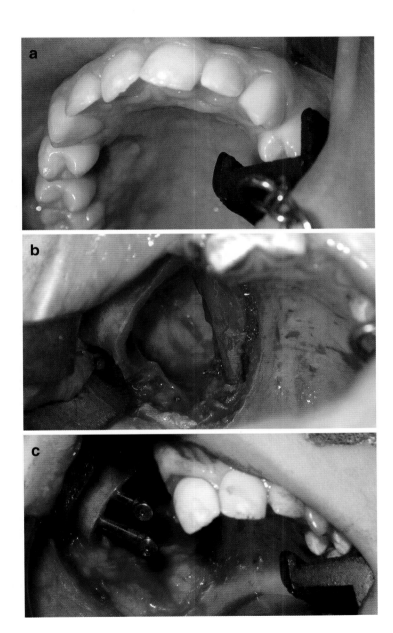

患者（通常是老年人）更灵活更方便的摘戴修复体，通过磁力引导修复体最终就位，也方便对种植体进行清洁并保持口腔卫生。这类患者在治疗后的最初几个月需要大量的临床上的支持，特别是在需要辅助放疗的情况下。牙科保

健师围绕种植体上部结构进行的卫生保持工作是非常有用的临床支持手段。如果治疗后缺损处发生变化时，可能需要对充填体进行进一步的修改，以确保充填体外沿的足够密封。

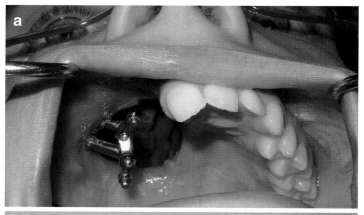
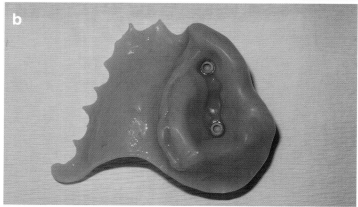
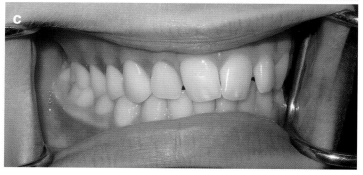

图9.30 （a～c）牙齿和颧骨种植体支持的简单形态的丙烯酸修复体，由精密附件提供固位。

高位上颌骨切除术

Ⅲ/Ⅳ级

除了上颌牙槽骨和上腭的切除外，严重的Ⅲ级切除还包括额外的骨骼结构切除，例如颧骨和眶底。在Ⅳ级切除中，眼眶内容物也会被切除。由于上颌窦较大的肿瘤症状的表现时间较晚且难以治疗，通常需要联合放疗进行治疗，因此通常需要这种类型的切除术。这类患

图9.31 （a~c）通过Ⅱ类d级全颌切除术治疗的鳞状细胞癌患者，切除同时植入了4颗颧骨肿瘤种植体。

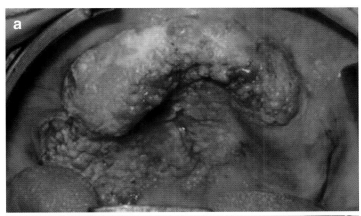

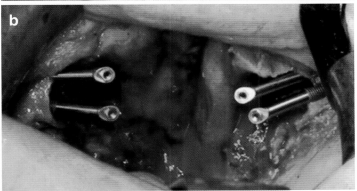

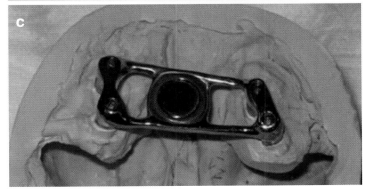

者的牙齿康复难度极大，文献中描述甚少。从康复的角度来看，理想的治疗方法包括使用软组织移植手术，能为面部提供支持和植入种植体。在我们的治疗中心，尽管回旋髂深动脉

（DCIA）的血管化髂关节移植手术是一种对技术高度敏感的重建手术，但其仍是Ⅲ级缺损的首选皮瓣。外科医生重建时面临的挑战是如何移植骨骼以提供面部支持和种植体的植入。图

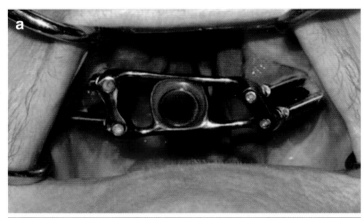

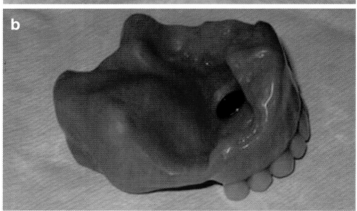

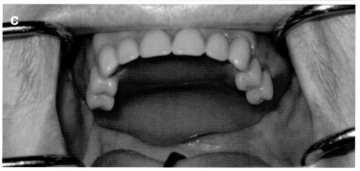

图9.32 （a~c）由全牙弓的条形夹板式的磁吸附性装置支撑的全上颌充填修复体。

图9.33　（a～c）使用DCIA复合皮瓣重建技术修复了Ⅲ类b级缺损的上颌骨切除部分，CT影像重建显示了骨骼的体积和位置。以四穿颧种植的形式植入在剩余的上颌骨中，种植体直接穿入了血管化的髂骨中。

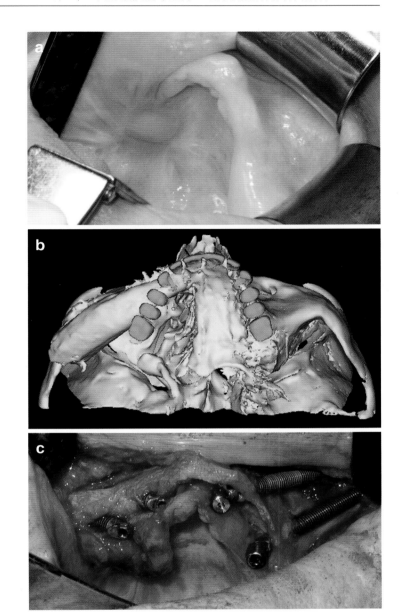

9.33和图9.34显示了一例需要进行Ⅲ类b级鳞状细胞癌切除并通过DCIA重建、进行二期种植体植入恢复口腔功能的治疗过程。CT扫描显示骨是如何从牙弓向后方展开的。在这种情况下，使用四颗颧骨种植体对于治疗颌骨萎缩严重的患者是很好的手术选择方案。还可以将颧骨种植体的顶端置于重建侧的精准位置，以支撑后续的金属/丙烯酸固定桥架。由于DCIA皮瓣的

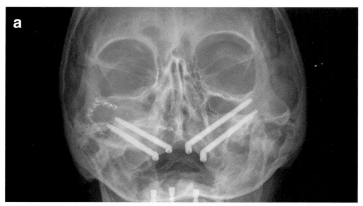

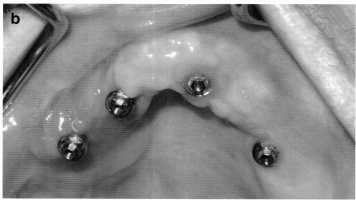

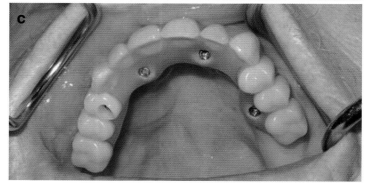

图9.34　（a~c）颧骨种植手术修复后的病例，患者前庭沟成形术愈合后口内照和患者的X线片。

骨密度通常较低，因此有助于直接植入颧骨种植体。进行预钻孔并使用较长的种植体植入的同时依然可以获得良好的初期稳定性。

颜面中部非牙槽骨切除术

Ⅴ和Ⅵ类

　　最后一组从颧骨种植体中受益的肿瘤患者是眶面部（Ⅴ类）和中面部（鼻）（Ⅵ类）

的恶性肿瘤患者，需要进行根治手术并随后使用面部假体填充。在这两类手术中，Ⅵ类切除术更为常见，通常用于治疗从黏膜内部产生或从皮肤外部产生的鼻部肿瘤。Bowden教授等[9]于2006年报道了颧骨种植体在颜面中部切除术中的使用，该手术中涉及以水平的方式将颧骨种植体横向放置在面部，颧骨种植体颈部出现在鼻缺损的侧面，修复体长轴面向前方。一个已发表的系列病例报道了这种技术的高度成功[10]。图9.35显示了作者所主张的在上颌窦前壁内植入种植体的手术方法。一旦进行了鼻腔切除术，患者皮肤就会失去上颌骨前部和颧骨骨体的力学支持，导致皮肤塌陷。一定要注意识别并保护眶下神经。注意不要在解剖后的组织下方穿孔的黏膜处进入口腔。须沿上颌窦前壁切开一个骨窗而不要损伤上颌窦膜。上颌

窦膜从前梨状区域延伸至颧骨体的内侧。在颧骨上做出一个初始引导钻孔，以确保植入的位置最佳并获得最大的初期稳定性。在鼻侧壁的薄骨处制作种植手术的入口孔，种植体沿着上颌侧壁已创建的狭缝窗口钻入，并最终与颧骨上的最初引导孔连通。钻完孔之后是截骨术，

图9.35 （a～c）鼻切除术后水平植入了常规的颧骨种植体，保护好上颌窦内壁并在种植体周围放置骨粉。

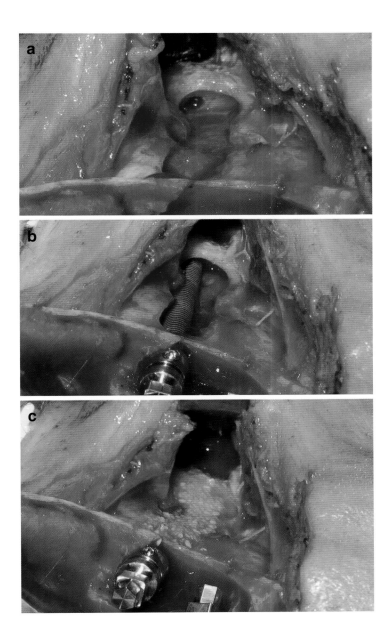

横贯颧骨直至其外表面。然后，使用这个鼻窦外和上颌内的路径植入适当长度的种植体。在缝合创口之前，将移植物骨粉与骨膜一起使用覆盖在暴露的种植体螺纹上。在对侧重复相同的种植手术过程，如果鼻窦区域有合适的骨量存在，可以放置一颗较短的种植体。将植皮移植物放置在伤口外侧和唇上表面，为假体提供

一个坚固的环境，并可以减少上唇瘢痕的收缩（图9.36）。放置并旋转基台，使用光固化丙烯酸材料将印模帽固定到位，以确保准确取模。用纱布堵住鼻腔内过度的组织塌陷，并使用硅橡胶印模复合材料（中/厚体）制作面部印模。使用木质舌铲铲出就位道被用来强化印痕，防止变形，最后用藻酸盐印模材来捕捉更

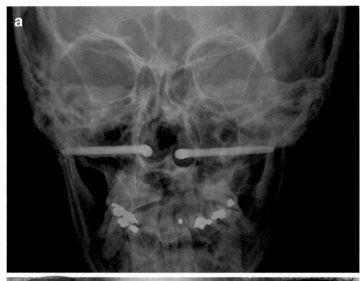

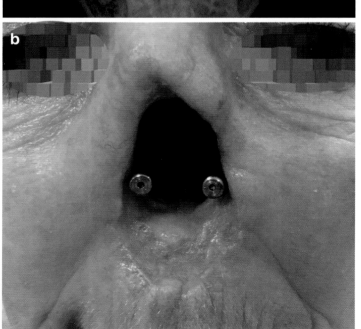

图9.36　（a，b）鼻切除术、种植体植入和皮肤移植术后的X线片及愈合情况的临床照片。

广阔的面部区域形态，包括眼睛。整个印膜过程经常用美发师使用的改良塑料面罩实现支撑和支持。这样就不需要用熟石膏支撑印模，从而可以使印模过程更短。在等待患者的第一个硅胶假体时，鼻子会被塞满，并且会为患者安装一个临时鼻罩。浇注印模以制造包含精密附件或磁性附着体以及初始鼻模板的金属铸造杆

卡。修复体试戴的时间通常安排在术后4周，以留出与初期种植体的愈合时间，安装最终会在术后6周左右（图9.37）。需要放射治疗的患者通常在同一时间开始进行，并尽一切努力在治疗前安装初期修复体。

在第Ⅴ类缺损中，尽管在上额壁侧面切除的范围里允许使用肿瘤种植体，但颧骨种植

图9.37 颧骨种植体支持的内置磁铁的硅胶鼻假体有很高的稳定性。

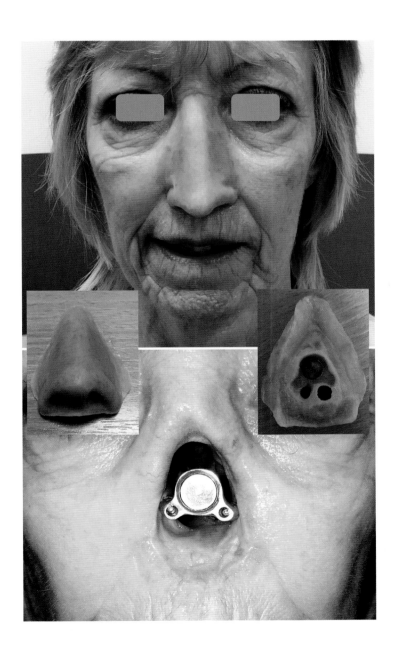

体的整体策略是相同的，种植体的方向是水平的。除了水平植入颧骨种植体之外，标准种植体也可以植入在上眼眶边缘。这种联合种植体用于支撑一体式的金属框架，嵌入磁铁用于固定更广泛的面部假体。图9.38～图9.41显示了最近出现的一个病例及治疗过程，该病例表现为大范围的Ⅴ类面部SCC肿瘤。

接受肿瘤治疗患者的颧骨种植体存活率

报道肿瘤患者颧骨种植体的存活率的文献迄今为止数量非常有限，但处于一个日益增长的趋势。由于受到Brånemark教授的启发，Parel教授[11]在2001年发表了一篇论文并做了简要介绍，其中涉及了大约24名在上颌骨切除术后接

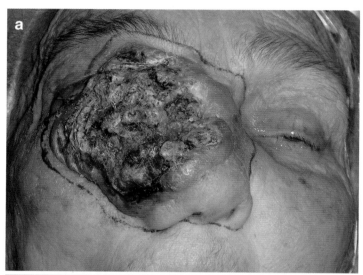
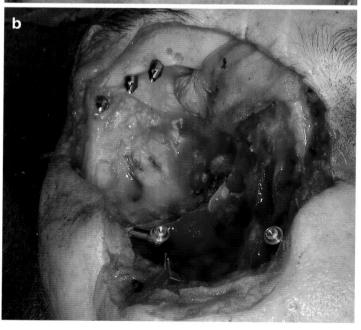

图9.38 （a，b）面部的巨大肿瘤需要进行Ⅴ类的眼眶及部分面部切除手术，并在颧骨和眼眶边缘水平植入了种植体。

受颧骨植入的一系列患者的病例。植入的种植体长度为25～60mm。根据本文的研究，通常认为种植体是在上颌切除术后的第二个阶段植入的，以协助修复体的封闭。在修复前植入的种植体需要5～6个月的时间来实现骨融合。尽管很明显有些患者已经接受过放射性治疗，但仍旧没有关于影响骨融合的风险因素（例如放疗或吸烟）的一些相关数据。随访1～12年的病例数据后，暂时并没有任何一个失败病例的报道。下面的系列病例报道（表9.1）的种植体成功率为79%～100%，绝大多数的医疗机构都选择在第二阶段植入颧骨种植体。

然而，根据Boyes-Varley教授等[4]在2007年的一项研究报告中，报道了20名患者在初期上

图9.39 （a，b）在面部取模前将基台和印模帽用光固化丙烯酸材料制作的刚性夹板固定。

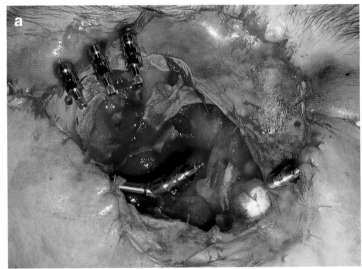

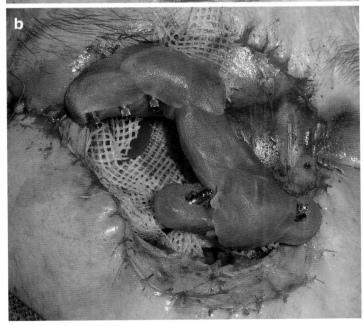

颌骨切除术时成功地植入了第一颗颧骨肿瘤种植体，同时在无缺损侧植入了额外的常规种植体。他们还报道了这些种植体在手术后2周内就可以即刻负重，以支持精确固位后的修复体。报道中提到，采用此种方案后6~96个月的随访中，种植体的存活率达到100%。并承认后期口腔修复的任务会很重，特别是一些与发音相关的修复需求。

一期植入和二期植入的存活率明显不同，促使作者进行了一项为期10年的前瞻性研究。2006—2016年，作者研究了在当地诊疗中心植入的种植体的存活率和使用效果，并分析了因

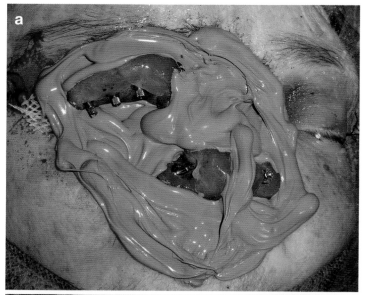

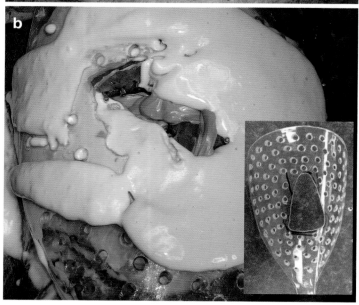

图9.40 （a，b）采用厚体硅胶和藻酸盐，背衬塑料面罩，进行的多阶段全面部印模操作。

为植入时间或锚固理念不同而产生的相关差异（2018年出版）。研究对象包括49名患者植入的131颗颧骨种植体。在研究期间，只有9颗种植体失败，12个月和60个月的种植体存活率分别为94%和92%。有50%的患者在植入前或植入后接受了放疗。然而，在种植体植入的时间上或者关于种植体是常规植入还是使用远端锚固的理念植入方面并没有统计学上的显著差异。这些数据表明，无论是否需要放射性治疗，颧骨种植技术对于颜面中部及上颌恶性肿瘤患者都具有很高的临床应用前景，并因为支持早期植入和早期修复的理念成为新兴的治疗标准。

图9.41 （a，b）一体式钴铬杆卡，嵌有2块磁铁，可以携带初始的闭眼硅胶假体。

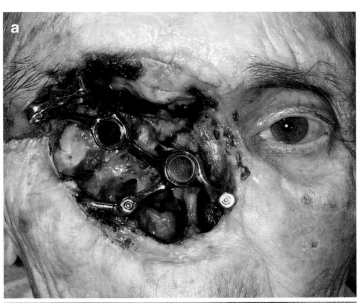

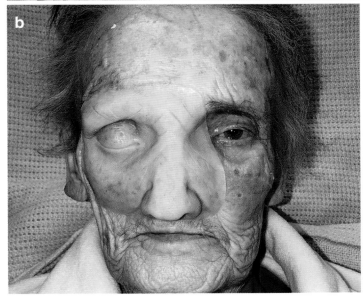

表9.1　已公开的关于上颌肿瘤患者使用颧骨种植体进行口腔康复的主要依据

研究人	缺损类型/手术方式	放疗情况	患者及种植体数量	随访时间	颧骨种植体存活率
Parel教授等[11]	上颌骨切除术 / V 类缺损——二期植入	未记录	27名患者，65颗颧骨种植体	12 ~ 144个月	100%
Schmidt教授等[12]	由于恶性肿瘤造成的上颌较大缺损，2例患者进行了初期植入，7例患者进行了二期植入	4名患者植入后接受了放疗，1名患者植入前进行了放疗	9名患者，28颗颧骨种植体，10颗常规种植体	未记录	79%（只有5名患者口腔得到了康复）
Zwahlen教授等[13]	混合型患者包括5例上颌缺损患者（二期植入及6个月的骨结合期）	未记录	5名患者，9颗颧骨种植体，42颗常规种植体	未记录	100%
Boyes–Varley教授等[4]	上颌骨切除，初期植入，即刻负重	5名患者植入后接受了放疗，1名患者植入前进行了放疗	20名患者，40颗颧骨肿瘤种植体，66颗常规种植体	6 ~ 96个月	100%
Landes教授等[14]	包括上颌骨缺损的混合型患者，2例初期植入，10例二期植入，延迟负重	7名患者植入后接受了放疗，7名患者植入前进行了化疗	12名患者，26颗颧骨种植体，18颗常规种植体	15 ~ 100个月	77%
Huang教授等[15]	上颌切除 ± 混合重建，二期植入	未进行放疗	24名患者，9颗颧骨种植体，79颗常规种植体	18 ~ 137个月	89%
Pellegrino教授等[16]	上颌骨切除，二期植入，即刻负重（4例患者），延迟负重（1例患者）	1名患者植入后接受了放疗	5名患者，17颗颧骨种植体	10 ~ 29个月	94%
Butterworth教授[17]	颜面中部及上颌骨肿瘤患者，初期及二期植入对比，早期及延迟负重	9名患者植入前接受了放疗，15名患者植入后接受放疗	49名患者，135颗颧骨种植体，33颗常规种植体	2 ~ 110个月	12个月时预估有94%存活率，60个月时预估有92%存活率

结论

　　无论是传统的颧骨种植体或是改良的颧骨种植体，都为肿瘤患者的口腔和面部修复提供了一种高效的支撑基础。无论是单独采用颧骨种植体还是将颧骨种植体与其他重建技术结合应用，远端锚固的理念都是坚不可摧的，都为种植体提供了高度的初期稳定性，这为那些不幸并也应该得到妥善治疗的患者群体提供了早期修复的机会。在这里强烈建议以康复为重点的多学科头颈部肿瘤医疗机构将颧骨种植体纳入日常治疗器械的选择范围。

参考文献

[1] Brown JS, Bekiroglu F, Shaw RJ, Woolgar JA, Rogers SN. Management of the neck and regional recurrence in squamous cell carcinoma of the maxillary alveolus and hard palate compared with other sites in the oral cavity. Head Neck. 2013;35(2):265–9.

[2] Moreno MA, Skoracki RJ, Hanna EY, Hanasono MM. Microvascular free flap reconstruction versus palatal obturation for maxillectomy defects. Head Neck. 2010;32(7):860–8.

[3] Barber AJ, Butterworth CJ, Rogers SN. Systematic review of primary osseointegrated dental implants in head and neck oncology. Br J Oral Maxillofac Surg. 2011;49(1):29–36.

[4] Boyes-Varley JG, Howes DG, Davidge-Pitts KD, Brånemark I, McAlpine JA. A protocol for maxillary reconstruction following oncology resection using zygomatic implants. Int J Prosthodont. 2007;20(5):521–31.

[5] Chuka R, Abdullah W, Rieger J, Nayar S, Seikaly H, Osswald M, et al. Implant utilization and time to prosthetic rehabilitation in conventional and advanced fibular free flap reconstruction of the maxilla and mandible. Int J Prosthodont. 2017;30(3):289–94.

[6] Butterworth CJ, Rogers SN. The zygomatic implant perforated (ZIP) flap: a new technique for combined surgical reconstruction and rapid fixed dental rehabilitation following low-level maxillectomy. Int J Implant Dent. 2017;3(1):37.

[7] Dholam KP, Chouksey GC, Dugad J. Oral health-related quality of life after prosthetic rehabilitation in patients with oral cancer: a longitudinal study with the Liverpool Oral Rehabilitation Questionnaire version 3 and Oral Health Impact Profile-14 questionnaire. Indian J Cancer. 2016;53(2):256–60.

[8] Brown JS, Shaw RJ. Reconstruction of the maxilla and midface: introducing a new classification. Lancet Oncol. 2010;11(10):1001–8.

[9] Bowden JR, Flood TR, Downie IP. Zygomaticus implants for retention of nasal prostheses after rhinectomy. Br J Oral Maxillofac Surg. 2006;44(1):54–6.

[10] Scott N, Kittur MA, Evans PL, Dovgalski L, Hodder SC. The use of zygomatic implants for the retention of nasal prosthesis following rhinectomy: the Morriston experience. Int J Oral Maxillofac Surg. 2016;45(8):1044–8.

[11] Parel SM, Brånemark PI, Ohrnell LO, Svensson B. Remote implant anchorage for the rehabilitation of maxillary defects. J Prosthet Dent. 2001;86(4):377–81.

[12] Schmidt BL, Pogrel MA, Young CW, Sharma A. Reconstruction of extensive maxillary defects using zygomaticus implants. J Oral Maxillofac Surg. 2004;62(9 Suppl 2):82–9.

[13] Zwahlen RA, Gratz KW, Oechslin CK, Studer SP. Survival rate of zygomatic implants in atrophic or partially resected maxillae prior to functional loading: a retrospective clinical report. Int J Oral Maxillofac Implants. 2006;21(3):413–20.

[14] Landes CA, Paffrath C, Koehler C, Thai VD, Stübinger S, Sader R, et al. Zygoma implants for midfacial prosthetic rehabilitation using telescopes: 9-year follow-up. Int J Prosthodont. 2009;22(1):20–32.

[15] Huang W, Wu Y, Zou D, Zhang Z, Zhang C, Sun J, et al. Long-term results for maxillary rehabilitation with dental implants after tumor resection. Clin Implant Dent Relat Res. 2014;16(2):282–91.

[16] Pellegrino G, Tarsitano A, Basile F, Pizzigallo A, Marchetti C. Computer-aided rehabilitation of maxillary oncological defects using zygomatic implants: a defect-based classification. J Oral Maxillofac Surg. 2015;73(12):2446.e1–e11.

[17] Butterworth C. Primary vs secondary zygomatic implant placement in patients with head and neck cancer-A 10-year prospective study. Head Neck. 2019;41(6):1687–95.

第10章 穿颧种植术的创新与优化

James Chow, Andrew Dawood

源于Brånemark教授的经典穿颧种植技术的手术方案及相关的局限性

穿颧种植体首次应用时，是为了挽救因上颌骨重度吸收而进行了常规种植手术失败的患者。在一项由P-I Brånemark教授和他的同事[1]发表的回顾性研究中，接受穿颧种植手术治疗的患者连续有28例的种植体存活率非常高。所有这些患者都被归类为疑难病例，他们都曾接受过重大的移植手术，以前也曾接受过常规的种植手术，但都没有成功。尽管穿颧种植手术在上述的Brånemark教授的回顾性研究中报道了良好的治疗效果，但颧骨种植体也存在着一些众所周知的相关临床问题。由于穿颧种植体的设计比普通种植体的长度长出很多（30～52.3mm），所以会导致后续手术的植入难度较大。因此，颧骨种植体的入口位点通常位于前磨牙区域，导致颧骨种植体的后期修复体上出现远端悬臂。此外，颧骨种植体的颈部通常位于靠近腭侧的位置，这可能会影响患者

的舒适度，特别是在双侧颧骨种植体分布不对称的情况下，也可能影响语言表达，并不利于口腔卫生的维护。一般来说，穿颧种植手术在技术上来讲是一种具有挑战性且复杂的操作流程；因此，通常由口腔颌面外科专家联合实施手术。

穿颧种植技术另一个不常见，但很重要的问题是会引发上颌窦炎并发症。在上述的回顾性研究中，经P-I Brånemark教授治疗的28例患者中，有4例患者有复发性的上颌窦炎。另外，在临床无症状的情况下还有4例患者的X线片仍显示有上颌窦炎的放射学特征。

由于对颧骨种植体的上颌窦内路径感到担忧，P-I Brånemark教授与耳鼻喉科（ENT）专家的同事密切合作，调查了接受手术后的上颌窦内的健康状况。P-I Brånemark教授的耳鼻喉科同事进行的一项鼻窦内镜研究[2]显示，接触暴露的种植体钛表面不会导致上颌窦黏膜感染或发炎。接受颧骨种植体的患者中，上颌窦炎的病因尚不清楚。然而，据了解口腔-上颌窦

J. Chow (✉)
Brånemark Osseointegration Center Hong Kong, Hong Kong SAR, People's Republic of China

A. Dawood
Dawood and Tanner Specialist Dental Practice, London, UK

瘘道的发展是一个重要的风险因素。可能会使患者在颧骨植入治疗期间患上颌窦炎。这可能是由于颧骨种植体颈部周围残留的牙槽嵴或腭骨因骨吸收而变得较薄导致的。一旦这样的事情发生，上颌窦腔与口腔的分隔就完全依赖于软组织的密封。这种软组织的屏障可能不够坚固，无法承受又长又灵活的颧骨种植体在功能负荷下运动时产生的剪切力，可能容易受到口腔细菌的攻击。如果软组织的屏障被破坏，被口腔细菌侵入上颌窦造成的通道口可能就会导致鼻窦感染（图10.1）。

鼻窦感染可以通过药物或手术方式治疗，例如口服抗生素和血管收缩剂或开放引流和冲洗等手段。然而，如果口腔-上颌瘘道不断出现，上颌窦炎可能成为一个反复出现的问题，变得难以根治。在对28例患者的回顾性研究中，Brånemark教授与他的耳鼻喉科同事一起开发了一种被称为上颌窦造瘘术的手术。这种方式建立了上颌窦与鼻腔之间的永久引流，并有效地治疗了以上4位鼻窦有感染症状患者的炎症问题。

改良的颧骨种植体植入方案

解决上述与经典穿颧种植手术方案的相关问题，最重要的是要了解病因。特别是因为上颌窦内的颧骨种植体路径可能会使高危患者容易患上复发性上颌窦炎的问题。因此，各种各样的将颧骨种植体保持在上颌窦外路径的技术被引进了人们的视野中来。

Chow教授等公布了一种新的颧骨种植体植入的方法和路径，目的是为了避免上颌窦炎[3]。在准备给穿颧种植手术的患者骨预备钻孔之前，他们连续对16名患者都进行了上颌窦

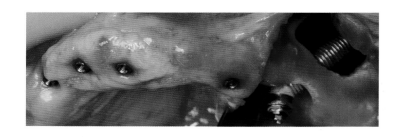

图10.1　采用上颌窦内路径的穿颧种植体颈部周围有骨性缺损时，发现有口腔与上颌窦瘘道。

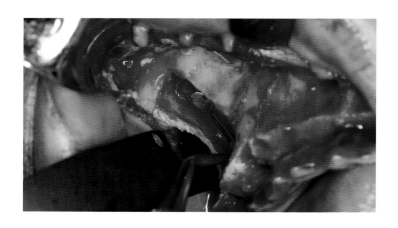

图10.2　从上颌窦底至颧骨底部打开一个窗口，为颧骨种植体植入提供清晰的手术视野。

提升术，完成上颌窦提升后，在上颌窦底到颧骨底部开一个大的侧壁窗口（图10.2）。在上颌窦膜抬高的过程中，窦黏膜一直保持附着在骨壁上，之后再完成颧骨种植体骨预备钻孔并以窦外路径进行植入。因此，所有患者都接受了种植体处于被提升后的上颌窦黏膜外（图10.3）路径的植入手术。本研究得出了2个具有重要临床意义的观察结果：首先，16例患者在

后期随访期间均未出现鼻窦炎并发症。其次，在一些患者的颧骨种植体周围的X线片上观察到了新生骨的形成（图10.4）。这种新骨的形成被认为与具有生物相容性的TiUnite™种植体表面和上颌窦膜提升后暴露的骨表面的成骨潜力有关。

Maló教授和他的研究小组发表了一篇为期7年的随访报告，其中阐述了他们的上颌窦外植

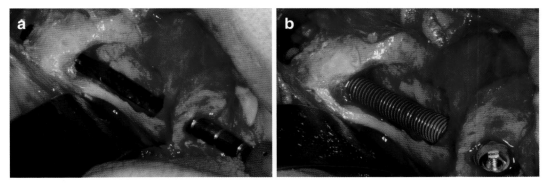

图10.3 （a，b）从上颌窦底至颧骨底部打开一个上颌窦外提升窗口，为颧骨骨预备钻孔提供一个清晰的手术视野。

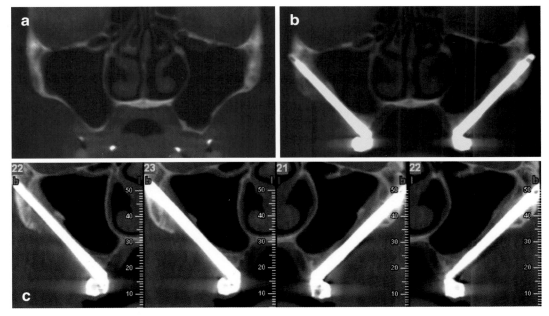

图10.4 （a）术前CBCT图像显示上颌骨后牙区域的骨量不足。（b）6个月后的CBCT图像显示使用上颌窦提升扩展技术后植入双侧穿颧种植体，这些种植体周围有新的骨量生成。（c）同一患者双侧植入颧骨种植体2年后，CBCT图像显示种植体周围的骨组织特征。

入路径技术的操作方法[4]。然而，仅仅将颧骨种植体放置在上颌窦外并不能完全消除鼻窦感染；在他们的研究中，7%的患者患上了上颌窦炎。Maló教授和他的团队认为，大多数患者都患有原发性的上颌窦炎，而他们并没有把这些患者排除在研究之外。另一种可能的解释是，有一部分患者的上颌窦侧壁的额外突出可能在上颌窦外植入路径的骨预备钻孔术过程中引起口-窦瘘道，从而引发上颌窦炎。

穿颧种植体的即刻负重

　　最初的Brånemark教授的穿颧种植手术方案采用的是二阶段的植入方法。一期手术在全身麻醉下采用鼻气管插管进行操作。一般采用前庭区域的双侧第一磨牙之间的Le Fort Ⅰ型切口，并翻起黏骨膜瓣向腭侧剥离，进而显露出萎缩的上颌骨。接受穿颧种植体的患者通常伴有非常严重的上颌牙槽骨骨嵴的吸收，并且已经很难佩戴上颌可摘全口义齿。在进行完常规和颧骨种植体种植的大范围皮瓣翻瓣手术后，患者原有义齿的固位和稳定性会进一步受到影响。为了提高这些患者的生活质量并恢复他们的口腔功能，临床医生一直在寻求一种能够让穿颧种植体即刻负重的方法。自2004年起，我

们已经开始采用穿颧种植体即刻负重的方式，将前庭切口改为牙槽嵴切口，以方便单阶段的手术操作。当颧骨种植体未进入骨组织整合阶段时，建议即刻将穿颧种植体与前牙常规种植体使用夹板固定，以避免种植体因义齿不稳定而造成个别种植体不能承受的牙齿咬合负荷。用夹板固定穿颧种植体非常有必要，因为这样为后续即刻负重提供了基础。此外，在选定的一些病例中，我们利用基于计算机的数字化设计方案，还可以利用3D打印手术导板来引导手术植入并实现对种植体的即刻负重。上颌骨前牙区域有足够的骨量，且具有稳定全口义齿的患者会被选择使用手术导板来引导种植体的植入。在2006年，连续报道了5例患者通过手术导板引导植入并进行了种植体即刻负重的病例[5]。这些患者采用了常规种植体微创钻孔和颧骨种植体微创钻孔，使用了黏膜支持式导板（图10.5）来引导植入。前牙区种植体不用翻瓣即可通过手术导板上的导环袖口植入，而穿颧种植体的骨预备钻孔则通过前磨牙-磨牙区域的颊侧前庭短切口来暴露后侧面的上颌骨侧壁和颧骨下缘，直接在可视化的情况下进行操作（图10.6）。完成颧骨种植体骨预备钻孔后，无须手术导板，可以徒手植入颧骨种植体。在计算机辅助设计的基础上预制一个具有

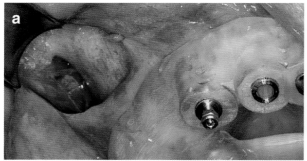
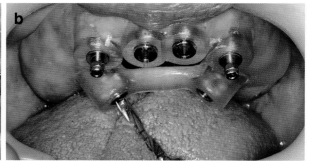

图10.5　（a，b）黏膜支持式的手术导板（SimPlant™安全手术导板），并准备为颧骨种植体骨预备钻孔。

图10.6　颊侧的前庭切口以暴露患者的上颌骨侧壁。

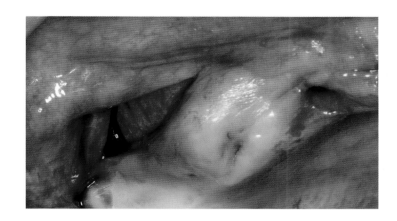

丙烯酸牙齿和铸造金属框架的临时修复体。该临时修复体具有与种植体位点相对应的开孔。植入完所有种植体后，连接固定基台。然后，用自凝丙烯酸树脂将修复体粘接在基台上的钛柱上。一旦自凝树脂聚合，定位并打开每个钛柱的开孔位置，将临时修复体转换成一个螺钉固位基台水平的临时修复体，以便进行即刻负重（图10.7）。即刻负重方案是对原始经典穿颧种植体植入方案的重大改进。然而，这种手术导板引导种植体植入的方法还尚未成熟，因为手术导板实际上只是用于颧骨种植体骨预备钻孔时导向钻钻入的导板。更重要的是，还没有有效的机制来精准控制颧骨种植体植入时麻花钻的尖端指向。因此，还不能消除钻头侵入眶腔或颞下窝的风险。

穿颧种植体的最佳植入位点

穿颧种植体的最佳植入位点选择至关重要。颧骨种植体作为一款特殊设计的有倾斜角度的种植体，牙医必须控制种植体的入口位置、出口位置和植入路径。入口的定位应该以最终的修复体为导向，而出口的位置应位于有足够骨支抗能力且侵入眼眶或颞下窝的风险较低的区域。理想情况下，以修复体设计为导向的植入理念可以避免种植体颈部出现在过于靠近腭侧的位置，并缩短甚至避免修复体出现的远端悬臂（图10.8）。种植体的入口位点应位

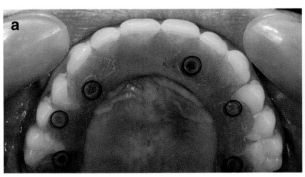

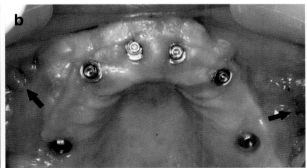

图10.7　（a，b）在手术导板的指导下植入颧骨种植体后，使用预制的螺钉固位基台水平的临时修复体对颧骨种植体进行即刻负重。

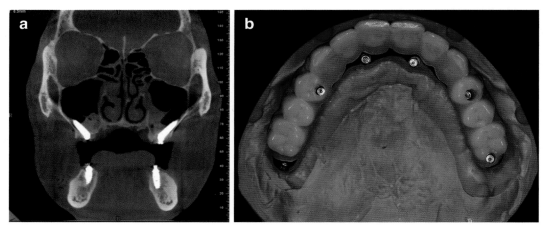

图10.8　（a）术后CBCT图像显示了2颗颧骨种植体处于在最佳的位置上。（b）以修复体为导向设计的2颗颧骨种植体的入口位点方便了修复体的设计和就位，去除了修复体的远端悬臂，缩小了修复体的体积。

于磨牙区域牙槽嵴顶部的位置，其至可以轻微偏向颊侧。如果是双侧穿颧种植病例，种植体的对称式定位对患者来说应该会更舒适。如果手术进入受限，特别是在开口受限的情况下，可能会影响穿颧种植体植入入口点的定位，特别是当对侧牙弓上仍有余留牙齿时。出口位置应该有更好的颧骨骨组织作为固位支抗，颧骨顶端部分的骨密度很高，能使颧骨种植体的初始稳定性很好，有利于即刻负重。在双侧穿颧种植的情况下，建议将颧骨种植体的根端植入在颧骨的上半部分，那里的骨组织相对较厚而且骨密度很高。Hung教授等还对患者锥形束计算机断层扫描（CBCT）影像进行了研究，调查了颧骨种植体根端在颧骨中植入的最佳位置，即颧骨的顶端位置。他们确定了的位置，骨骼和种植体骨结合面积最大且侵入眼眶和颞下窝的风险最小。在研究了300块颧骨后，他们得出了结论，眼眶周围的后上区和颧骨的中心是种植体根端植入的最佳位置。

为了提高穿颧种植体植入后的初期稳定性，Nobel Biocare公司最近推出了颧骨种植体根端部位的锥形顶端设计。颧骨种植体的植入轨迹取决于患者颧骨的个性化解剖结构。根据

Aparicio教授在2010年提出的ZAGA分类[6]，当采用以修复体为导向的手术治疗方案时（图10.9），69%的颧骨种植体会出现植入经过上颌窦内路径的轨迹。对于这69%的病例来说，保持穿颧种植体在上颌窦外路径的一个有效的方法是在颧骨种植体骨预备钻孔前就将上颌窦黏膜提升。通过进行上颌窦提升手术，尽管有部分窦内轨迹，但种植体的大部分路径一直保持在上颌窦外。Heinze教授等主张在上颌窦提升术[7]后，立即在颧骨种植体周围实施上颌窦成形术操作[7]。他们认为上颌窦成形术可以在上颌窦腔和口腔之间提供更厚的骨屏障，并因此可以预防上颌窦炎的产生。通过有限元分析比较穿颧种植体颈部区域周围有牙槽骨支撑和无牙槽骨支撑情况下的负荷分布，发现有牙槽骨支撑时负荷分布更有利[8]。自2008年以来，我们一直在为ZAGA 0型和ZAGA 1型患者进行颧骨种植体的上颌窦提升手术。在那些接受上颌窦提升术并进行过上颌窦黏膜成形术的患者中，在随访期间均未发生鼻窦感染。更重要的是，其中也没有上颌窦炎的X线影像学特征表现，例如上颌窦黏膜增厚和上颌窦瘘道的现象发生（图10.10）。

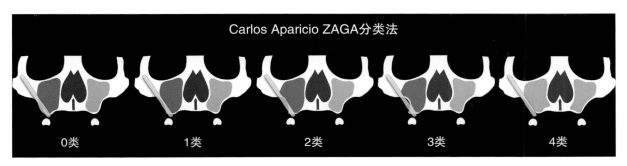

图10.9　颧骨解剖导向分类方法（Carlos Aparicio ZAGA分类法），当采用以修复为导向来定位穿颧种植体的入口时，颧骨种植体的植入路径因为受到上颌窦侧壁凹陷程度的不同而受到影响，根据不同的解剖形态将接受颧骨种植体的患者分成5种不同的类型。

图10.10　术后1年的CBCT图像显示2颗颧骨种植体位于上颌窦外。2个上颌窦组织健康，没有发生瘘道及上颌窦黏膜增厚现象。

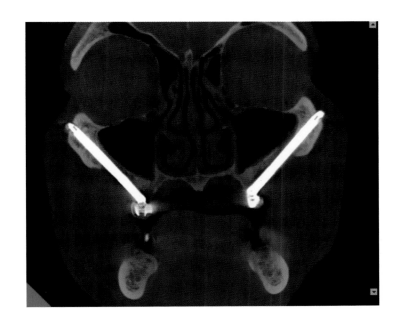

将颧种植体入口位点置于第一磨牙、第二磨牙之间的另一个优点是，穿颧种植体的轨迹为由后至前的方向，但当入口位点置于前磨牙区域时方向则正好相反，为由前至后的方向。这种由后至前的方向最大限度地降低了侵入颞下窝的风险。

使用CBCT或CT的三维数据进行穿颧种植治疗的规划，可以使外科医生随时访问DICOM数据。虽然始终建议使用计算机模拟种植方案，但DICOM数据可以很容易地转换为STL文件并通过3D打印出物理的上颌骨模型。有许多可能的技术可以用于制作详细的上颌骨模型，从低成本的SLA或熔融沉积建模（FDM）打印机到更复杂的工业性激光烧结（SLS）打印机。使用3D打印模型可以进行更具体的手术方案设计，还可以在患者的特殊解剖形态模型上进行一些特别重要的种植模拟试验手术。例如，为有先天/后天性上颌骨缺陷的患者进行后期修整的手术。

由于穿颧种植手术最佳位点的选择非常重要，因此使用种植手术导板有着很大的优势。然而，到目前为止，还没有有效的机制来引导颧骨种植体的手术。Chow教授发表了一篇文章，介绍了一种名为"颧骨钻孔导向器"[9]的新设备，这是一种在穿颧种植体骨预备钻孔术中，于颧骨种植体入口点和出口点引导所使用的长麻花钻钻入的装置。该装置是"两件式"的，两端的钻孔导环是沿同一轴线齐平的（图10.11）。本新型装置的设计和生产利用了最新的数字化技术，包括CAD软件设计及计算机辅助制造。钛制样机原型和最终的优化装置是使用SLS生产制作的。

当使用手术导板准备为穿颧种植体钻孔时，一个主要的限制因素是为长麻花钻提供的手术空间不足，这样很难使患者开口度达到足够可以让导向器实现正确的钻孔定位。由于外科手术导板的应用没有得到任何种植体软件供应商的充分验证，手术导板暂时可能只允许用于引导先锋钻的钻孔。即使随后的穿颧种植体植入是使用徒手的方法进行的，标记钻孔的入口点仍有助于整个手术步骤按照之前软件制订好的计划执行。虽然使用全程引导方案进行穿颧种植体植入是不可能的，但是如果能对任何传统常规种植体的手术使用手术导板加以引导，则可以简化手术难度并减少手术时间。在Dawood教授等报道的一种植入方法中，可以预

先定位颧骨种植体为手术导板提供稳定性，以便将颧骨种植体植入在手术方案计划好的位置[10]。Maló教授等[11]引进了NobelZygoma™的0°穿颧种植体，可能会使这种通过手术导板植入的新型颧骨种植体更加简单实用。

由于使用手术导板会产生严重的问题，实时手术导航可能成为另一种选择（更多细节请参阅第7章）。

穿颧种植体的创新和改进

种植体设计上的微小改变都有可能会对手术时的操作产生重大影响，并可能对种植体的长期稳定性产生深远的影响。第一颗市售的颧骨种植体是由Nobel Biocare公司提供的；这种根端圆头设计的种植体有着粗糙的机械加工表面，并沿其整颗种植体长度进行了螺纹加工，在颈部有一个台阶，直径变得更大（直径为3.76~4.4mm）。较宽大的冠状部分有一个45°的台阶和典型的外六角连接形状。基台通过螺钉连接直接穿过种植体，以便为标准长度的基台螺钉提供足够的空间。Nobel Biocare公司的下一次迭代升级产品引入了TiUnite™的表面处理和更短的基台螺钉凹槽，便于更短的基台螺丝

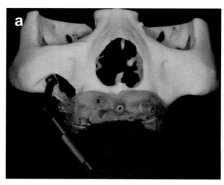
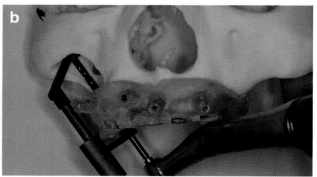

图10.11　（a）"颧骨钻孔导向器"在3D打印的上颌骨模型上进行实验，此模型数据基础是基于接受穿颧种植手术的真实患者。（b）"颧骨钻孔导向器"的使用。

连接。这两种颧骨种植体类型根端都有一个根尖腔，旨在收纳种植体植入及骨预备钻孔时前端产生的骨骼碎屑。虽然在Straumann/Neodent公司提供的颧骨种植体系列产品中，也有类似于Nobel Biocare的这种原始种植体的设计，但其他公司的颧骨种植体中并没有。这样的外形设计特征可能与罕见的口腔外感染并发症有关（过去曾通过切除种植体根端来消除根尖腔部位[12]）（图10.12）。

Brånemark教授的原始专利穿颧种植体还描述了一种长种植体，在根端和颈部具有单独的平行螺纹设计，中间有一段无螺纹设计。随着专利的到期，Southern Implants公司也提供了类似外形设计的种植体系统，它有着机械加工轴和螺纹颈部（直径为4.3mm），而种植体轴和根端螺纹的直径更窄（直径为3.4mm），旨在为4颗颧骨种植体的植入提供便利；与所有Southern Zygomatic公司的种植体系列一样，该种植体具有55°的角度平台，旨在减少对角度校正的需求。

定制种植体和非螺纹设计种植体

对于肿瘤患者或有较大上颌骨缺损的患者来说，使用市场上现有的种植体在颧骨远端实现锚固的效果并不理想。因为穿颧种植体的螺

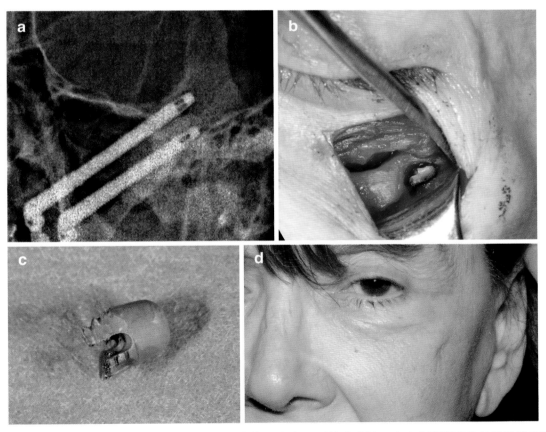

图10.12　（a）前部区域的颧骨种植体根尖腔周围感染。（b）眶下钻孔路径。（c）切断颧骨种植体根端并消除根尖腔部分。（d）几个月后愈合良好。

纹对于所植入周围的骨组织是暴露的且不卫生的。在英国，第一次使用非螺纹种植体的经验是由Nobel Biocare公司的原型车间为牙医专门定制的种植体来治疗的一例肿瘤患者。这些第一批颧骨种植体最初采用了Brånemark教授传统颧骨种植体的设计，其长度选择与特定的解剖结构及锚固的位置相匹配，后来扩展到变成机械加工的表面处理，再到后来的TiUnite™表面处理。Southern公司首次推出并满足了针对这一特定患者群体的非螺纹种植体产品的商业需求，该种植体具有特制的55°角度平台及各种长度的加工程序。随着这些特殊设计的种植体的大范围临床使用，在一些典型的上颌骨萎缩的患者中，临床效果非常显著。

为了避免与种植体螺纹暴露、软组织周围炎症和螺纹周围骨质重塑相关的并发症，Nobel Biocare公司、Southern公司和后来的其他制造商（例如Norris Medical和JDental Care公司）进一步发展并优化了无螺纹的颧骨种植体，可以专门用于上颌窦外路径的手术植入和种植体定位。Nobel Biocare公司的种植体，长轴经过了阳极氧化的（TiUnite™）表面处理，而其他制造商则只是提供了机械加工的表面处理。除了非螺纹（直径为4.1mm）和更常见的45°的角度平台外，种植体根端呈稍窄的根形/螺纹状以便于锚固。Nobel Biocare公司还提供了更宽的（直径为5.0mm）直径锥形和螺纹顶端的0°种植体和更窄的（直径为4.1mm）种植体直径。尽管直径较粗的根端可能更难在颧骨尺寸较小的患者上进行四穿颧种植体的植入，但直径较大的锥形根端可以提供有力的锚固，而较窄的直径可减少对骨组织体积的占用。0°角度设计的一个优点是它允许使用标准的基台螺钉，因为螺钉凹槽是沿种植体的轴向延伸的；而45°和65°角度基台也可用于该种植体。其他制造商，例如Norris Medical和JDental Care公司也生产0°颧

骨种植体；两家公司也都有特别设计的根形/螺纹的根端种植体产品。在种植体制造商中确实有一个普遍趋势，即将种植体的螺纹根端部分制作的更为尖锐，以迎合来自临床操作者的反馈。因为这样可以将种植体的根端植入于计划好的位置，并更稳固地固定在颧骨中；因此，选择正确的颧骨种植体长度尤其重要。因为如果锚固点的定位有任何不确定性或种植体出现有松动迹象，颧骨种植体的稳定性效果会急剧下降。此外，如果种植体根端过分超出颧骨之外的话有可能在颧骨上方突出，在颧骨的皮肤下引起可触及的、潜在的刺激性突出物。

大多数制造商制作的颧骨种植体的螺纹部分与常规口腔种植体表面处理是一致的。大多数颧骨种植体是由4级钛合金制成（Southern公司的窄径种植体系列经过冷加工技术生产以提高强度），而Norris Medical公司的0°种植体由Ti–6Al–4Va合金制成。

为了克服张口受限影响手术进入的问题，Dawood教授和他的同事开发了一种口腔外植入方法，将特殊设计的"反向"颧骨种植体植入进了上颌骨被部分切除的患者身上[13]。这种种植体的钻孔可以在口腔外进行，从颧骨或眶缘通过上颌骨缺损处进入到无牙颌牙槽嵴的位置。Dawood教授和他的团队强调了个性化定制治疗的重要性，以满足患者的个人需求。在这种特殊情况下，他们充分利用了数字化技术，包括CBCT图像、增材制造和CAD/CAM加工工艺。治疗效果的成功证明了这种新方法的理念的实际可操作性（图10.13）。随着技术的发展，例如通过使用口腔外和口腔内手术导板进行口腔外/口腔内引导入路（图10.14），并伴随着3D打印面罩的使用，这些技术的首次应用病例表明，在一些选定的患者群体中，颧骨种植体在先进的颌面重建技术中可能非常有用。

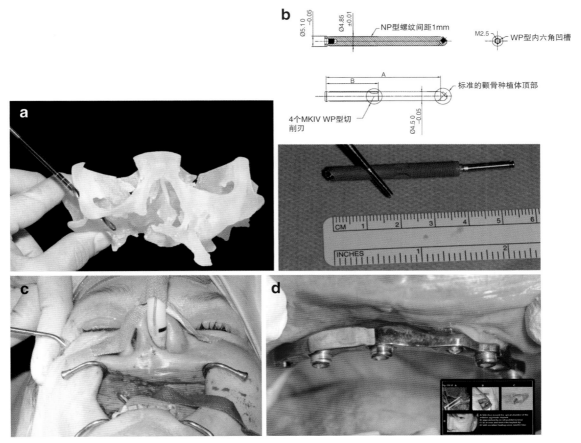

图10.13 （a）3D打印模型，用于演练反向颧骨种植体植入的手术方法。（b）颧骨种植体被设计为具有远端螺纹的种植体，其中有凹槽。（c）手术通过一个口外的小切口进入，在靠近眶缘处即已提前规划的颧骨种植体的植入深度和位置点。（d）由2颗传统标准轴向种植体和一个反向颧骨种植体支持完成的全牙弓覆盖义齿桥架的就位。

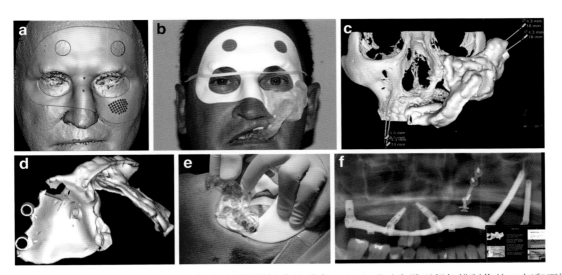

图10.14 患者上颌骨半部分切除手术后接受了肩胛骨瓣移植手术。（a）通过光学面部扫描制作的3D打印面罩。（b）安装在面罩上的两件式放射手术导板。（c）计算机模拟研究手术方案。（d）两部分的手术导板。（e）手术导板就位。（f）反向的颧骨种植体植入到位。

结论

　　穿颧种植体作为一种可预测的治疗方法，用于上颌骨严重萎缩或缺损患者的康复治疗。具体的操作步骤已被很好地记录并且有据可查。在我们早期的治疗经验中遇到的并发症已经成为持续创新和发展的驱动力。目前的穿颧种植理念包括植入操作的外科技术和不断发展的种植体系列设计，但是其中许多病例几乎还没有来得及进行长期的随访。即刻负重方案通过最大限度地降低生物风险性并最大限度地提高最终修复体的功能和美观效果，且可进一步改善最终的治疗结果。那些孜孜不倦的临床医生创新的想法和数字化技术的发展正在不断优化现有的手术方案，形成对手术植入的有效引导和不断发展的实时导航技术，正在应用于未来的颧骨种植体手术的治疗操作中，而我们最终的目标是使所有需要接受颧骨种植体的潜在患者从中受益。

参考文献

[1] Brånemark PI, Gröndahl K, Öhrnell LO, et al. Zygoma fixture in the management of advanced atrophy of the maxilla: technique and long-term results. Scand J Plast Reconstr Surg Hand Surg. 2004;38:70–85.

[2] Peturson B. Sinuscopy in patients with titanium implants in the nose and sinuses. Scand J Plast Reconstr Surg Hand Surg. 2004;38:86–93.

[3] Chow J, Wat P, Hui E, Lee P, Li W. A new method to eliminate the risk of maxillary sinusitis with zygomatic implants. Int J Oral Maxillofac Implants. 2010;25:1233–40.

[4] Maló P, Nobre MA, Lopes A, Ferro A, Moss S. Extramaxillary surgical technique: clinical outcome of 352 patients rehabilitated with 747 zygomatic implants with a follow-up between 6 months and 7 years. Clin Implant Dent Relat Res. 2015;17(Suppl):e153–62.

[5] Chow J, Hui E, Li W, Lee KM. Zygomatic implants – protocol for immediate occlusal loading: a preliminary report. J Oral Maxillofac Surg. 2006;64:804–11.

[6] Aparicio C. A proposed classification for zygomatic implant patient based on the zygoma anatomy guided approach (ZAGA): a cross-sectional survey. Eur J Oral Implantol. 2011;4:269–75.

[7] Hinze M, Vrielinck L, Thalmair T, Wachtel H, Bolz W. Zygomatic implant placement in conjunction with sinus bone grafting: the "extended sinus elevation technique". A case-cohort study. Int J Oral Maxillofac Implants. 2013;28:e376–85.

[8] Freedman M, Ring M, Stassen LFA. Effect of alveolar bone support on zygomatic implants: a finite element analysis study. Int J Oral Maxillofac Surg. 2013;42:671–6.

[9] Chow J. A novel device for template-guided surgery of the zygomatic implants. Int J Oral Maxillofac Surg. 2016;45(10):1253–5.

[10] Dawood A, Kalavrezos N, Tanner S. A new approach to implant-based midface reconstruction following subtotal maxillectomy. Int J Oral Maxillofac Implants. 2016;31:e98–e101.

[11] Malo P, de Araujo Nobre M, Lopes I. A new approach to rehabilitate the severely atrophic maxilla using extramaxillary anchored implants in immediate function: a pilot study. J Prosthet Dent. 2008;100:354–66.

[12] Dawood A, Kalavresos N. Management of extraoral complications in a patient treated with four zygomatic implants. Int J Oral Maxillofac Implants. 2017;32:893–6.

[13] Dawood A, Collier J, Darwood A, Tanner S. The reverse zygomatic implant: a new implant for maxillofacial reconstruction. Int J Oral Maxillofac Implants. 2015;30:1405–8.

第11章　穿颧种植手术成功与否的评判标准

Carlos Aparicio, Roberto López-Piriz, Tomas Albrektsson

概述

口腔医学界对研究和确定穿颧种植手术（ZI）这一技术的相关风险性有着广泛的兴趣。然而，就现阶段来说，文章中所描述的穿颧种植手术的成功标准和潜在风险性尚未有明确的公论和共识，并且关于很多穿颧种植技术的成功与否，其检验标准还是参考传统常规种植技术的成功标准来制定的，并不是属于穿颧种植技术的特殊标准。需要采用穿颧种植手术（ZI）来治疗上颌骨极度萎缩患者情况与牙槽骨和基骨吸收变化有关，这时无论我们使用直接植入的常规种植体标准或传统种植体植入标准来确定颧骨种植体的成功/失败都显得不是非常合适。与穿颧种植体相关的康复治疗同传统种植体的治疗方式在生物力学、临床操作流程、最终修复效果和产生的并发症（例如软组织萎缩或吸收）方面无一而同，这些问题可能会导致上颌窦炎的复发或软组织感染和美学效果等问题。目前，文献中报道ZI技术的临床效果和并发症的处理方式还未达成一致，尚没有标准化的操作流程。将描述ZI技术的成功/存活率的标准，包括ZI技术相关的鼻腔鼻窦恶性肿瘤病理报道的标准与以ZI技术为基础的相关科学文献做一个比较是非常有必要的。本章的目的是对常规种植体和颧骨种植体的成功标准进行批判性的回顾。在此基础上，评价了基于颧骨种植体进行锚固的最终康复效果，提出了一项崭新的针对颧骨种植技术成功的特殊标准。

C. Aparicio (✉)
Hepler Bone Clinic-Barcelona, Zygoma ZAGA Center Barcelona, Barcelona, Spain
e-mail: carlos.aparicio@zygomazagacenters.com, Carlos.aparicio@zagacenters.com

R. López-Piriz
Advance Oral Surgery Institute(ICOA)-Madrid, Zygoma ZAGA Center Madrid, Madrid, Spain
e-mail: r.lopezpiriz@icoadental.com

T. Albrektsson
Department of Prosthodontics, Malmö University, Malmö, Sweden

Department of Biomaterials, University of Gothenburg, Gothenburg, Sweden
e-mail: tomas.albrektsson@biomaterials.gu.se

© Springer Nature Switzerland AG 2020
J. Chow (ed.), *Zygomatic Implants*, https://doi.org/10.1007/978-3-030-29264-5_11

传统种植体的成功准则

自种植牙医学发展以来，通过种植体整合口腔功能后定义并评估治疗成功与否的标准一直是一项艰巨的任务。在这种背景下，第一次客观评价种植体是否成功的尝试是在1978年达成的哈佛共识[1]。然而，在1978年，Schnitman教授和Shulman教授提出的标准在现在是完全不能被接受的，例如种植体可以存在1mm的可移动性。尽管他们未能将种植体移动性的程度作为种植成功与否的标准，但他们选择的基本参数在许多情况下仍被纳入了确定传统种植体的存活状况的考虑范围，例如稳定性、种植体周围的透光度、与种植体同一水平位置的牙槽骨状况、种植体周围的黏膜健康程度和种植体的长期存活率。

随后，1986年，Albrektsson教授等[2]分析了最常见种植体系统的优点、缺点和存活率情况，并提出了成功的标准，而且该标准已经使用了30多年。在发表的科学文献里超过10年的随访研究中有50%的文献使用了这些标准，从这一点上便足以证明这些标准已被人们普遍接受。他们明确规定，在种植手术后的第一年，种植体必须在临床上愈合1整年的时间，以完成成功的骨结合，而且，种植体的周围完全不能有放射性的透光情况。他们将每年0.2mm的垂直向骨高度丧失定义为可接受的，但无法对第一年的骨吸收做出任何参考，因为在当时，植入后的第一年不允许拍X线片。此外，成功的标准是没有后续医源性并发症，5年的存活率为85%，10年的存活率为80%。此外，他们强调了在后续的研究中区分存活和成功的必要性。

在骨结合初期，采用了多种方法来确定骨结合的情况，例如逆时针旋转测试和金属器械敲击种植体/基台时对声音做出分析的方法。但是，建立骨结合的公认方法是临床的移动程度测试，即尝试在两个金属器械之间或在临床医生的手指之间横向移动种植体。由于缺乏可复制性的参数，无法对临床的种植体移动性进行具有足够敏锐和特殊的、有真正辨识度的测量。1990年，Olive教授和Aparicio教授[3]提出使用Periotest®装置来量化种植体植入后的移动性，并以数值的形式比较并报道了它们。在他们的研究中，作者对种植体的移动性进行了以下3种分类：

- 骨结合已完成：当种植体在临床上没有活动性，且Periotest®值显示为负值时。
- 骨结合尚未完成：当种植体在临床上有明显的活动性，且Periotest®值显示为正值时。
- 有限的种植体移动性：在手动检查种植体时种植体有无法察觉的轻微移动，并且Periotest®值显示略偏正值时。

Olive教授和Aparicio教授建议，种植体的移动程度处于第三种情况，也就是有限的种植体移动阶段时，应根据患者的自身条件和临床情况适当延长种植体的愈合期，并增加一期和二期手术之间的间隔时间，然后继续使用Periotest®进行测量，直到确定骨结合是否成功或是失败。随后，Meredith教授等[4]推荐使用共振频率分析法（RFA）来测量传统种植体的稳定性。虽然RFA法理论上提供了一种更精确的测量种植体移动性的新思路，但两种方法都不能很好地与组织病理学数据相关联。

在同一研讨会上，其他学者提出了使用牙周指标（例如探诊深度和出血情况）来评估种植体健康状况的便利性。在1993年第一届欧洲牙周病研讨会的会议记录中，Albrektsson教授等正式将种植体植入后第一年的牙槽骨垂直向吸收度不超过1mm作为公认的种植体植入的成功标准[5]。在同一研讨会上，其他的参会专家还提出，以患者种植体周围的牙周健康指标（例如探诊深度和出血情况）作为评估种植体植入的成功与否也非常便利。

　　目前，利用牙周指标评价种植体周围组织的健康和疾病状况已成为一种趋势。但这种做法忽略了牙周组织和种植体周围组织之间存在重要差异的事实。此外，传统的牙周健康检查指标在评估种植体周围软组织情况时并不一定可靠，但这种方式假设了它们是可靠的。使用牙周指标来评估种植体周围软组织健康状况的临床医生发现，随着牙周探针的深入或因为探针深入时出血概率的增加，将有可能加速种植体周围牙槽骨的吸收。然而，牙周组织的健康指数并不一定与进一步的牙槽骨吸收相关，基本上与患者是否有种植体软组织周围炎[6]或是牙周炎症也并无太大的关系。此外，没有科学证据表明种植体周围软组织与种植体颈部之间的距离越大是种植体周围炎的危险因素。随着时间的推移，探诊深度的增加与种植体周围骨吸收程度有关，这一点也尚未得到证实。在此意义上，在动物身上所做出的实验是极其没有说服力的。在人类身上的研究显示，探针深度的变化和种植体周围骨水平的变化[7]之间几乎没有相关性。

　　Roos教授等[8]将种植体植入后的状态定性地分为4类：失活、失败（骨移植物的失败或是成为具有活动性的种植体）、存活或成功。他们进一步将疼痛、持续炎症和感觉异常定义为不良反应。强调了记录不良反应的发生时间、持续时间、采取的治疗措施和恢复情况的重要性。并且把不良反应分类为轻度、中度或重度不良反应。有时，这些不良反应可能是由于植入种植体时放置的外来移植物引起的。对于存活下来的种植体，进行了如下的各种参数评定分析：X线检查、评估并测量相关位置的骨结合和牙槽骨的垂直向吸收程度，以及对于种植体的移动性进行的特殊测试。他们第一次建立了完整的成功标准。因此，在没有不良反应的

情况下，第一年的骨水平丧失为 < 1mm，连续几年的平均丧失为 < 0.2mm/年，并且种植体单颗个体的稳定性得到确认，种植体被归类为成功Ⅰ级。如果单颗种植体的稳定性无法检测，但保持了其他参数指标，则种植体可被归类为成功Ⅱ级。Ⅲ级与Ⅱ级相同，但种植体在第一年内发生了 > 1mm的牙槽骨丧失（尽管作者之前只是将种植体视为已存活，并没有明确规定种植体发生移动的可接受限度）。存活率代表那些不符合成功或失败的要求或没有被正确评估的种植体。作者总结说，在评估新的种植体系统时，应该使用严格的成功标准并进行单颗的种植体移动程度测试，以及影像学的检查。另外，Roos教授等认为，对于已经获得认可的种植体系统，采用较宽松的成功标准并只在定期的临床检查中进行放射学检验将足以满足需求。

　　在加拿大多伦多召开的临床牙科骨结合会议[9]所达成的共识文件中，各国的专家和学者们在强调种植体应该以修复为导向，即种植方案的实施应该为如何能达到更好的修复结果这一原则。因此，在评估种植体的成功与否时，应考虑这方面的问题。接下来，考虑到除了评估种植体的稳定性外，还需要使用标准化的根尖周放射学检测方法来确定和比较牙槽骨的水平位置。1993年，Albrektsson教授等提出了一个新的评定标准[5]，属于一种主观上的标准：即需要能完成一个满足患者和专业人员所认可的功能性和美学性的修复体。

　　1998年，Esposito教授等[10]对生物力学上的失效（早期或晚期，取决于种植体的负荷情况）、机械性失效（当种植体部件发生折断时）、医源性失效（当术后引起病变时）或由于患者对种植体难以适应时（语音方面、美学方面和心理方面）进行了分类。他们提出，种植体周围的炎症使种植体处于危险之中，应该

对此进行评估，但也强调了将增加失败概率的并发症和已经确定的种植失败分开考量是非常重要的。他们评估了种植体成功与否的方法，还建议如果测量的结果＜0.2mm的骨变化，单纯从X线片上观察变化的能力有限，只能通过观察种植体的近远中方向来评定植入结果是否成功。

2007年，在意大利的比萨地区，Misch教授等[11]对种植体植入的成功标准提出了新的理念并与很多学者达成共识，他们指出在种植体周围有严重种植体周围炎并伴有渗出脓液的时候，对牙周组织进行牙周深度探诊的意义不大。他们还认为时间是一个重要的调节因素，建议初始成功至少需要12个月的临床检查评估，早期成功评定需要1～3年的时间；中期手术成功认定时间为3～7年；7年以上视为长期成功。在种植体成功的同时，应记录并报道修复体结构的存活率。

总之，很少有研究分析治疗10年后的种植体随访的结果，这是了解种植体的生物学功能状况必不可少的一段时间。目前还没有国际上公认的参数来确定种植体的成功与否，也没有这些参数的测量值能确定种植体的特定健康状态，并揭示其预后或临床干预的必要性。然而，似乎Albrektsson教授[2]所列出的标准，即种植体的稳定性和牙槽骨的水平位置，在评估种植体时仍然是重要的参数。

穿颧种植体的成功标准

目前，还没有明确的标准来具体描述ZI（穿颧种植体）的康复结果，还有在什么样的程度上预示了治疗的特定成功性或任何风险水平，也没有对这些特定标准或标准分组的评估。但随后，针对在原始牙槽骨上以相同的方式植入颧骨种植体与传统种植体进行验证，考

量和评估已形成了一种趋势。然而，ZI与传统种植体有许多不同之处。例如，与传统的种植体的技术相比，颧骨种植体的手术方法和最终的手术并发症是不同的。正如好几名学者所指出的[12-16]，ZI的一些独特方面是：

- 需要特殊的手术设备植入更长的颧骨种植体。
- 并非与传统种植体一样顺轴向植入，而是有一定倾斜角度植入。
- 通过上颌窦外或上颌骨外路径最终到达颧骨完成植入。
- 颧骨种植体植入后与传统种植体引起的并发症明显不同，例如上颌窦炎或软组织萎缩。
- 植入在严重萎缩性上颌骨上，颧骨种植体被放置在明显与腭部平行的位置上。再加上颧骨种植体的倾斜角度，使得术后X线检查无法得到准确的信息，无法确定手术后牙槽骨的骨量变化。

上述特点使颧骨种植体不可能使用植入在上颌骨或下颌骨的残余牙槽骨上传统种植体的成功标准。

总之，在缺乏具体标准来评定ZI的成功或失败的情况下，牙医应该明白，作者报道的ZI的康复结果要么是种植体失败，要么是种植体存活。换句话说，除非指定并验证了颧骨种植体的其他特殊标准，否则不能说植入后没有明显的相关疼痛或是感染，就认定颧骨种植体手术植入成功（图11.1）。

下面将讨论目前用于评估颧骨种植体修复成功的最常见参数和标准。

种植体稳定性

种植体移动性的存在通常与骨结合不良有关，被认为是传统种植体的失败标志。经此延伸，同样的标准也适用于穿颧种植体。然而，

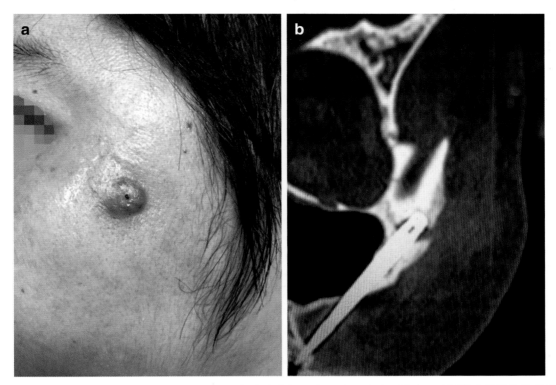

图11.1　（a）颧骨种植体植入术后几个月出现面部皮肤瘘的临床照片。（b）X线片显示颧骨内种植体的根端。可见两条骨组织高密度影像，右至皮肤，左至眼眶。我们认为颧骨种植体的骨感染和常规种植体一样都是手术失败的表现。换句话说，普通种植体周围的根尖瘘现象与颧骨种植体周围的瘘现象的区别只是位置上的，这两处瘘症状的出现都是种植体根尖周围骨感染的结果。因此，骨感染不能作为评价颧骨种植体的具体标准。

要记住的要点是，穿颧种植体的设计特点决定了并非整颗种植体的长度都会与骨组织接触，因此并非整颗长度都需要产生骨结合。此外，随着时间的推移和穿颧种植外科手术技术的发展，临床医生也致力于在解剖学上找到更好的种植体植入位置。根据ZAGA分类的理念[17]，可以将种植体置于牙槽嵴上或稍微偏向颊侧的方向植入，因此有时骨接触仅限于上颌壁的下外侧水平处及颧骨本身上。最终，当向植入在外部路径的颧骨种植体施加非轴向力时，或向骨质较差的颧骨施加非轴向力时，可以观察到不必要的种植体轻微移动——这与临床上的重要症状或病理体征密切相关。骨骼的弹性模量抵消了施加在长种植体颈部上的非轴向力，而

这种超长的种植体是被设计最终锚定在颧骨上并承受弯曲应力的。这种种植体顶端的轻微运动，会随着种植体上部基台和修复体的就位完成而消失，在没有其他症状的情况下，这种轻微的种植体动度被认为是合理的。

为了确定植入后合适的愈合周期时长，Aparicio教授等在1993年、2006年和2012年提出了颧骨种植体稳定性的测量方法，分别使用Periotest®装置进行测试[3,18-19]。Malevez教授等在2003年对连续接受颧骨种植体治疗的患者进行了首次随访，并将临床的非移动性作为穿颧种植体成功的唯一标准[20]。他们认识到，使用常规标准轴向种植体的成功参数指标（例如X线检查）是不可能的，并强调骨科曲面断层片

（OPG）缺乏参考价值。随后，Zwahlen教授等（2006年）[21]、Davó教授等（2008年）[22]、Bedrossian教授（2010年）[23]提出将种植体不存在任何的旋转运动作为稳定性的基本标准，并将其与种植体的存活/成功相关联。种植体的旋转稳定性可以有很多方法进行检查，例如手动检测、反向扭矩，或在不同扭矩程度下拧紧基台螺钉。ZI的旋转运动是一个失败的标准，并表明移除种植体是合理的。

许多论文与临床研究发现，集中在颧骨位置的自发性疼痛，与咀嚼时的侧向或旋转运动有关，或与叩齿时种植体的反应有关。通常，无疼痛反应被纳入颧骨种植体的成功标准范围[21,23-26]。

种植体周围软组织的状态

随着穿颧种植技术的推广和更多的临床应用，ZI种植体周围的软组织稳定性受到大多数医生的关注，特别是通过上颌骨外路径植入的颧种植体。颧骨种植体周围黏膜的炎症或局部软组织的感染可导致广泛的蜂窝织炎，或仅引起局部疼痛，则无法成功地完成修复工作或后续种植体的维护。在接下来的段落中，我们将讨论ZI种植体周围软组织的不同方面的问题（图11.2）。

种植体周围的组织参数

将牙周的相关指标应用于评估传统种植

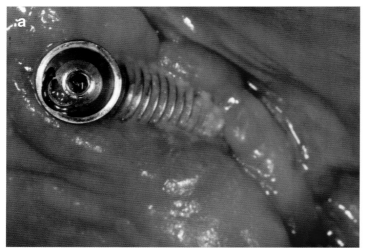
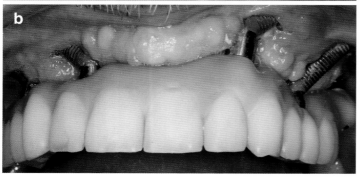

图11.2 （a）临床照片显示最开始初期软组织愈合不好而导致的后期软组织退缩，种植体暴露。5年后，种植体暴露情况并没有加重。注意种植体顶部有角化龈覆盖，没有软组织炎症。（b）临床照片显示有烟瘾的患者在5个月后出现严重的牙龈组织萎缩，没有其他的明显症状，3年后，认定牙龈组织退缩不稳定。值得注意的是，种植体根向没有形成角化龈，并存在不同程度的牙周炎症。

体[7]周围组织状态一直受到质疑。在以ZI为基础的康复诊疗中，使用它们进行评价可能更难令人信服。临床医生必须考虑ZI和传统种植体的不同之处。由于不同的解剖原因，ZI冠状区域部分可完全被骨组织包围或几乎完全被黏膜包围，例如上颌4类ZAGA[17]解剖形态中可见额外的上颌种植体。此外，倾斜植入的中等倾斜角度约55°的颧骨种植体颈部进行颊侧骨探诊是不可能的。探头将被种植体本身挡住，而无法到达牙槽骨的位置。如果种植体被植入在腭部处入口，腭部软组织的高度比颊部软组织的高度深很多，探诊就没有临床意义。此外，如今的ZI种类的设计具有多样性，这样通过探诊比较ZI颈部/种植体的周围组织很难有意义。因此，将不同的ZI牙周平台周围的牙龈组织高度与软组织健康状况或种植体周围的炎症病理诊断联系起来是没有意义的。另外，例如在种植体仅通过其更窄的根端部分锚固在骨头上的情况下，可能会质疑ZI颈部周围的骨量是否会随着种植体植入的技术不同而发生变化。最后，牙医必须考虑，在某些情况下，ZI是通过厚度几乎不到1mm的残余牙槽骨植入的。在这种情况下，探诊区域周围可能是由不规则的半桥粒连接种植体颈部的，如果有的话，可能会导致测量误差。更重要的是，探诊可能会导致口-窦瘘道。

在科学文献中，曾多次尝试像探诊天然牙那样探诊ZI的牙周状况。Al-Nawas教授等[24]评估了ZI周围的软组织，并提出将种植体周围组织的状态变化包含在衡量成功的标准范围之内。正如所预期的那样，腭侧和颊侧的探诊深度不同。作者指出，在我们的研究中，即使在没有出血和细菌病灶的情况下，牙周袋探诊深度也会增加对种植体周围软组织的影响。这可能是软组织非感染性病变的原因。

Maló教授等认为[27]作为判断成功的次要

标准有以下因素：改性出血指数（mBI）；化脓（少量）；用0.25Ncm校准的塑料牙周探针评估探测袋深度（PPD）；黏膜特征指标（MSEE）。在探诊种植体时，探头应沿种植体表面移动。因此，有角度的种植体颈部的方向会影响探诊的测量结果。事实上，探针会撞击种植体，尤其是在有炎症的情况下。然而，作者强调，这些参数与传统种植体没有任何不同。

无软组织炎症或局部感染

ZI周围组织的黏膜是否存在炎症或局部感染也引起了关注。Stiévenart教授和Malevez教授[28]报道了因患者口腔卫生维护意识差而出现的修复体基台周围炎症的患者病例。Becktor教授等[29]对16名受试者和31颗颧骨种植体进行了研究，观察到9名受试者在ZI中存在种植体周围局部感染的问题。9例患者中有5例在ZI周围有瘘管和局部感染，4例在两侧有瘘管。必须考虑到种植体的入口是通过腭部植入，那里的脂肪组织经常与基台接触，会产生炎症反应。他们的研究还阐述了对ZI患者牙龈问题的评估，虽然有一些临床病例上的发现，但并没有制定出临床方面成功的评估标准。

Landes教授等[30]在描述2名受试者的5颗骨结合种植体的极端病例时，认为根尖炎症的存在与否可以作为成功的标准，这5颗种植体由于慢性软组织炎症导致无法连接修复体基台而不得不将其移除。

Maló教授等[27]对ZI进行了一项回顾性研究，提出以没有并发症为种植体存活的标准。这些作者评估了3种并发症的存在：

- 生物并发症：软组织炎症、瘘管形成、疼痛或上颌窦炎。
- 美学并发症：患者的美学诉求和医生的美学修复能力。

- 功能性并发症：发音、咀嚼、舒适度或口腔的清洁与维护。

在该研究中，Maló教授等报道的18名随访1年的受试者中有4名患者患有鼻窦炎，鼻窦并发症发生率为22.2%。值得注意的是，他们没有把鼻窦感染考虑在内，声称在1年后的存活率为98.5%。

软组织的稳定性

上颌窦外路径植入技术的一个问题就是有一直暴露的种植体表面，这对颧骨种植体周围的软组织有着长期影响。Lekholm教授和他的同事[31]的一篇回顾性的论文中，涉及了27名患者，其中有38颗种植体（手术时暴露螺纹）和30颗对照组种植体（完全埋入，无螺纹暴露）。随后临床和X线检查结果表明，在开始5年的功能性研究中，植入时出现的边缘缺损和开窗不会导致骨吸收的产生。此外，Becktor教授和他的同事[29]指出，上颌窦炎更多的是与口-窦瘘道有关，而与暴露的种植体本身无关。Carmagnola教授等[32]研究了种植体周围的骨组织改变，种植体的顶部水平的骨支持在颊面和舌面是不相同的。根据骨组织形态测量的结果表明，在测试点的骨组织中每平方毫米的成骨细胞单位的数量（n BMU/mm²）大约比在对照组中的多10倍。由于BMU被认为是骨活性的指标，他们证实，即使在愈合了7个月后，实验区域的骨重建活动比对照组的要更加活跃。在被测试的种植体的颊侧和舌侧表面，骨结合的晶体骨水平趋于相似。经过分析测试组和对照组种植体的软组织表明，测试组的骨组织重建伴随着种植体周围的黏膜边缘一定程度的衰退。

软组织裂开会导致种植体部分暴露，同时显露种植体颈部与上颌窦腔之间的薄骨层。随着时间的推移，暴露在外的骨组织会更积极地进行重建，而且通常是在无痛的情况下。如果

这种情况持续存在于骨厚度最薄的临界区域，可能会出现口-窦瘘道。在具有螺纹或粗糙表面的种植体中滋生出一层细菌膜，进而加重慢性软组织炎症的程度；随后会加速骨重建和并发症的出现。

Carmagnola教授等[32]提出了一个不确定因素是上颌窦外种植体接触/压迫种植体周围黏膜可能对黏膜稳定性的长期影响。Aparicio教授的工作组[33]还提及了另一个方面，即对口腔卫生的长期影响，进而对牙龈健康的影响，从而导致ZI的部分暴露。该研究小组首次提出，将种植体周围软组织的稳定性作为影响ZI[33]成功或失败的一个具体参数。ZI的上颌窦外位置涉及种植体与黏骨膜瓣的直接接触。ZI对软组织的压迫取决于术后愈合过程中产生的软组织的残余张力情况，以及种植体向颊侧突出程度的影响。ZI对软组织的压迫可能会影响软组织的血管化，导致黏膜退缩和种植体颈部/种植体暴露的风险。

在这方面，Migliorança教授等[34]对150例上颌窦外颧骨种植体进行了至少12个月的回顾性随访，结果显示，在两例被认为是幸存者的种植体中，种植体颈部的前庭处裂开，暴露了2颗种植体的螺纹，且在该水平区域无炎症迹象。

根据这些数据，种植体体部本身暴露不应该与ZI失败相关。然而，暴露的种植体软组织裂开显然会造成卫生方面的困难，并可能导致额外的并发症，例如口-窦瘘道、美学问题、黏膜炎症或蜂窝织炎，炎症甚至可到达眼眶（图11.2）。目前，有一种趋势是将ZI的冠状部分原有的光滑机械表面和顶点的粗糙表面相结合。这种新设计的种植体去除或减少了种植体体部和种植体颈部1/3的螺纹。这些特点可以防止或减少牙龈萎缩，并在种植体暴露时方便口腔内种植体卫生的维护（图11.3）。

图11.3　新设计的颧骨种植体将冠状部分的光滑表面处理和根端部分的粗糙表面处理结合在一起。注意，在种植体的体部和颈部的1/3处没有或减少了螺纹设计。

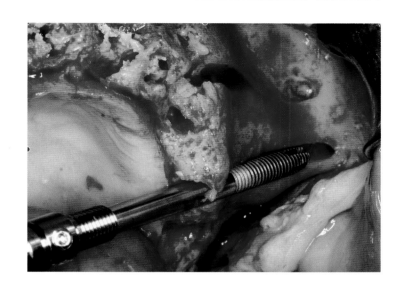

放射性影像检查

在传统的种植治疗中，评估种植成功与否的一个参考测试是使用平行化技术的根尖X线片测量牙槽骨的骨结合水平。根据Malevez教授在2003年[35]的研究，鉴于种植体的倾斜位置和萎缩的上颌骨导致了腭弯曲度普遍下降，根尖片技术不可能在颧骨种植体患者中以一种标准化的方式应用。在同一项研究中，Malevez教授等强调了在确定种植体成功与否方面，口腔曲面断层片（OPG）的价值有限。然而，OPG可以在术前作为初步的影像检查评估。术后，它可以用于定位种植体的分布，并可以有效地观察到手术区域骨骼情况，但它并不能有效地监测种植体的位移变化及其与颧骨的关系，或识别颧骨种植体周围骨组织的X线显影。随着时间的推移人们逐渐发现，基于一些曲面断层片及放射性检查的科学研究是有局限性的。

为了进行研究，Aparicio教授等在2008年[36]提出术前使用TAC或CBCT来评估上颌窦、上颌骨前壁的解剖形状、上颌骨萎缩程度，并确定是否有其他病理（图11.4）。他们建议术后1年和术后5年进行一次CBCT随访，以检查上颌窦的健康情况（图11.4b）。

修复体的评估

种植体植入的目的主要是固定最终修复体。与传统种植技术一样，在不同的论文研究报道中[22,37-39]，修复体的成功植入和稳定的骨结合也被纳入颧骨种植体成功标准之中。

在2004—2008年，Bothur教授和Garsten教授[40]对多名以ZI支持的固定义齿修复（FDP）治疗的受试者的发音功能进行了调查。他们的结论是，如果颧骨种植体出现在腭部位置，接受多颗颧骨种植体的FDP治疗的患者中，可以发现患者的发音功能有所变化，患者的语言功能会有所影响。但对于偏于腭侧的程度多少是属于可容忍的范围目前还并没有限定。

尽管一些作者认为美学效果也是颧骨种植体成功的一个标准，但很少有作者强调传统种植体和颧骨种植体获得的修复效果之间存在

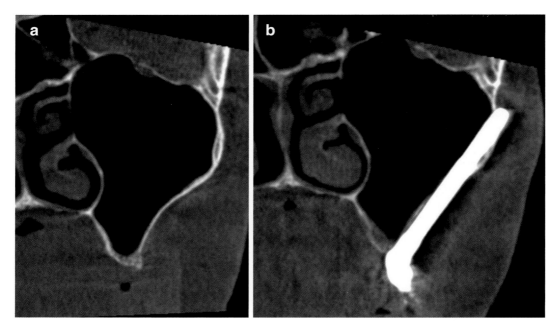

图11.4　（a）术前对计划植入颧骨种植体的区域进行的X线检查。可以观察到颧骨的骨壁很薄，这样就要求植入种植体时的角度和准确度要非常高，并充分利用上颌骨的骨量。根据Lund-Mackay检查，上颌窦组织的情况很健康，X线影像显示上颌窦影像清晰，边缘清晰。（b）术后按计划植入种植体后的X线片，注意通过ZAGA理念将颧骨种植体的锚固进行了优化。根据Lund-Mackay检查，手术后可评估出上颌窦和钻孔处都非常健康并具有透光性，颧骨种植体按照术前的设计方案植入在了预设位置。

差异。在这种情况下，Becktor教授等[29]测量了颧骨种植体在腭部的位置，确定了最终修复体的近中颊尖与颧骨种植体固定的螺钉中心之间的距离。所有种植体均按照经上颌窦的路径植入，测量结果作为研究的描述性数据，不包括在成功标准中。他们描述了穿过上颌窦的颧骨种植体颈部和近中颊尖之间的平均距离为11.2mm（范围4～15mm）。

　　Carmagnola等[32]为了评估上颌窦内技术和上颌窦外技术在修复体头部位置的出现方面的差异和优势，提出了一个客观和具体的标准来衡量用颧骨种植体支持修复体的修复效果。根据ZAGA理念从无基台的颧骨种植体颈部中间到残留牙槽嵴中心的距离进行测量，并与使用传统的上颌窦内技术植入的颧骨种植体的位置进行比较（图11.5a）。ZAGA种植体之间的平均安全距离为3.8mm（标准差2.6），而传统种植体为11.2mm（标准差5.3）。事实上，ZAGA

种植体的顶部的出现接近于牙槽嵴顶部（图11.5b）可以避免修复体过于笨重，这从口腔卫生维护的角度来看是有益的，并可以让患者获得更好的舒适度及发音功能[19,33]（图11.5c）。

与颧骨种植体相关的上颌窦病理

　　没有上颌窦组织感染通常被认为是颧骨种植体的特定成功标准。大多数学者认识到上颌窦炎的产生可能是与颧骨种植体治疗有关的问题，并且它可能出现在治疗的任何阶段，即使是在长期的随访之后。不同的学者报道了在植入了颧骨种植体后受试者中复发性上颌窦炎的情况。上颌窦炎的发生有多种原因，例如种植体钻孔不准确或基台的固定螺丝污染，导致上颌窦入口处的骨组织与种植体接触不足；软组织感染导致的骨吸收；种植体探诊破坏了牙周软组织；种植体入口处的上颌窦黏膜破裂，导

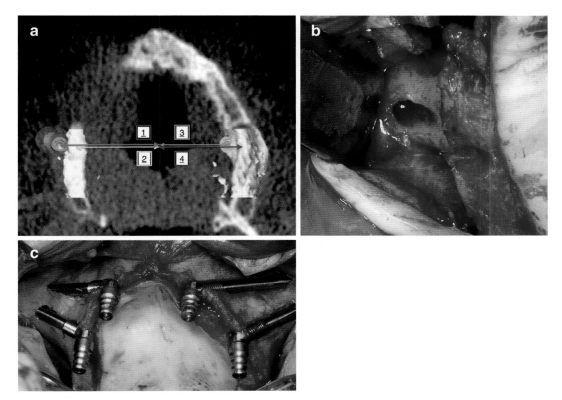

图11.5　（a）修复体偏移数据的测量应将颧骨的解剖结构与颧骨种植体顶端的位置联系起来。距离4减去距离3表示腭部偏移量的大小。距离3减去距离2将测量前庭方向的偏移量。如果得出的数值 > –5，会对软组织造成很大影响，则认为手术失败。（b）根据ZAGA理念进行钻孔植入种植体的理想位置。种植体的颈部被放置在牙槽嵴的中间。无须使用角度基台，修复体的螺钉位置即出现在了咬合的正中位点。（c）临床照片显示根据ZAGA理念植入的4颗颧骨种植体的冠部突出位置。修复基台和印模替代体能帮助我们分析后期最终修复体就位的位置和方向。

致缺乏骨密封性；或由于为了维护上颌窦黏膜的完整性而制作的开窗。尽管如此，除非存在明显的鼻窦瘘道，否则通常无法明确上颌窦炎的病因或是否与穿颧种植手术有关。通常，对上颌窦炎使用特定药物或特定的外科内镜治疗是不会导致颧骨种植体完全失败的[18,20–21,23,29,38,41–43]。

　　尽管对如何确定上颌窦状态没有达成共识，但在大多数使用颧骨种植体的研究中用于描述鼻窦病理的术语是"鼻窦炎"，并没有明确鼻窦炎的类型、相关的体征和症状，也没有明确是否使用过CT扫描还是通过内镜检查过进行的确诊。由于这些原因，通常不可能收集足够有用的资料来描述上颌窦状态的细节。

　　2008年，Davó教授等[44]使用了术后计算机放射性影像对上颌窦进行了检查，其中有3项检查目的：

- 上颌窦组织是否有X线高密度显影。
- 上颌窦膜窦膜厚度是否增加，骨–种植体结合复合体的高度和位置情况。
- 是否存在上颌窦和口腔瘘道。

　　在2013年，Aparicio教授等[19]发表了一个关于上颌窦炎患者的穿颧种植手术论文。论文中报道的数据和接受传统种植手术的患者相似（Lanza-Kennedy标准，Lund-Mackay检查，表11.1和表11.2），但是也有一些特殊的地方。根据"鼻–上颌窦炎专责诊断小组"的标准，诊断慢性鼻–上颌窦炎（CRS）必须有两项或两

表11.1 Lund-Mackay计算机断层扫描评分表

		无异常	部分浑浊	完全不透明
前筛骨	右	0	1	2
	左	0	1	2
后筛骨	右	0	1	2
	左	0	1	2
上颌骨	右	0	1	2
	左	0	1	2
额骨	右	0	1	2
	左	0	1	2
蝶骨	右	0	1	2
	左	0	1	2
			无阻碍	有阻碍
骨–种植体结合复合体	右		0	2
	左		0	2
总分				

Lund-Mackay的临床检查工作表。每个区域的得分为0分、1分或2分。（0分表示无异常；1分表示部分混浊；2表示完全不透明）。骨–种植体结合复合体只能被评分为0分或2分。最低评分为0分（负CT值），最高评分为24分。任何正常或扫描为负值的得分在Lund-Mackay检查表中成绩都被视为0分。任何＞0分的扫描正值都被视为是不正常的。总分是所有部位的得分加上骨–种植体结合复合体的合计分数。

表11.2 鼻–上颌窦炎专责小组的诊断标准

主要标准	
面部疼痛或有压迫感	
面部充血或肿胀	
鼻塞	
脓性分泌物	
嗅觉减退或嗅觉丧失	
脓液检验	
发烧（急性）	
次要标准	
头痛	
发烧性（所有非急性）口臭	
易疲劳	
牙痛	
咳嗽	
耳痛或耳胀	
诊断为鼻窦炎须满足：	
两项或两项以上的主要标准	
一项主要标准和两项或多项次要标准	
脓液检验	

来自Lanza教授和Kennedy教授[49]。

项以上的临床症状。上颌窦炎患者（CRS）的确诊需要通过上颌窦内镜的检查和上颌窦CBCT扫描的客观确认，因为需要患者上颌窦炎的客观记录。CT扫描包括窦口狭窄或阻塞、窦黏膜增厚或混浊，以及不太常见的窦内化脓。基于这些建议，Aparicio教授等根据Lund–Mackay检查和鼻–上颌窦炎研究组推荐的Lanza教授和Kennedy教授的调查方式对鼻窦健康进行了影像学和临床评估。

CT扫描包括上颌窦口狭窄或阻塞，上颌窦黏膜增厚或混浊，以及少见的上颌窦内脓性积液现象。基于这些参考指标，Aparicio教授根据Lund–Mackay检查和由鼻–上颌窦炎专责工作组推荐的Lanza–Kennedy标准表对鼻窦的健康状况进行了影像学及临床评估。

自填问卷调查法

为评估ZI治疗的成功与否，采用了不同形式的问卷来调查患者的满意度/生活质量（QOL）。满意度/生活质量的问卷测试有一个问题是难以判断并确定治疗是否成功的阈值。理想情况下，应该有一个附加的系统方式来计算涉及患者满意度的每个因素的价值。在任何情况下，评估治疗成功应基于客观标准，并在可能的情况下评估手术后患者的康复情况[19,30,45-47]。

ORIS标准和颧骨种植体的成功密码（复诊）

考虑到传统种植体和颧骨种植体评估的成功标准，以及2种种植体之间的差异，作者提出了4个相对于传统种植体而言客观且有区别的ZI标准。这些标准将可以通过评估成功的系数来评估种植体的状况，并将其与种植体失败或种植体仅仅存活区分开来，这些标准是：

- 修复体发生位移。
- 上颌窦的情况。
- 牙周组织的感染情况。
- 种植体的稳定性（单独测试）。

ORIS是Offset、Rhinosinusitis、Infection和Stability的首字母缩写。ORIS也是一个源自拉丁语的术语，有广泛的含义，包括面部、嘴巴、发音、言语和面部表情。选择它作为评估标准的代表词，因为它涵盖了单颗颧骨种植体长期成功的所有4个标准。

在评估颧骨种植体时，将每个评估成功与否的标准分为5种可能的等级。

- 成功Ⅰ级：代表最佳阶段。
- 成功Ⅱ级：代表次优临床情况但没有影响临床效果。
- 成功Ⅲ级：代表种植体有问题，会影响手术后的临床效果，但能够通过干预成功解决。
- 存活Ⅳ级：代表一个仅能为修复体提供有限支持尚未脱落的种植体，但是尚未根据种植体成功的标准测量其相关数值。
- 失败Ⅴ级：代表种植体失败。

为了对种植体进行分类，将采用其中一项标准中的最差情况，用Ⅴ级表示。例如，如果其中一个标准被评估为属于Ⅴ级，那么不管其他标准是否属于Ⅰ级，则颧骨种植体手术都是失败的。

标准O（修复体位移）

种植体稳定的骨结合和对修复体的支持，是传统种植体和颧骨种植体手术成功的常见标准。与传统种植体相比，ZI种植体的一个不同之处在于ZI可能出现在腭侧或颊侧，并不是都出现在牙槽骨嵴上。颧骨种植体修复体腭侧笨重的腭杆有时会导致患者舒适度差，影响患者的发音和口腔卫生问题。为了确定修复体的成功，应该通过测量牙槽嵴嵴中部在水平轴向的尺寸，以评估ZI种植体颈部的解剖学位置。种植体颈部位点与牙槽嵴关系为正值表示种植体处于腭部位置，负值则表示种植体已出现偏颊侧的预警。因为负值表示种植体的颈部在颊侧水平位置与骨组织没有接触。这种情况可能会引起软组织开裂（表11.3）。

术后对患者进行CBCT影像检查，在冠状面和轴向面图像上能获得每颗颧骨种植体的细致影像。特别强调的是评估和研究轴向面，以便将颧骨种植体颈部的位点与每一侧的残余牙槽嵴联系起来。通过解剖学上的测量可以评估颧骨种植体的颈部在水平轴向上与牙槽嵴中心的位置关系。测量1表示上腭边缘到牙冠中心点之间的距离。测量2表示上腭中间点到种植体颈部中心的距离。测量3[1-2]表示上腭中部到种植体颈部中心的距离。种植体颈部的位点与牙槽嵴的关系的为正值时表示种植体会出现在腭部位置，负值则表示会出现在颊部的位置预警[33]。

标准R（上颌窦状态）

在口腔文献中，对于如何确定上颌窦－上颌窦炎的诊断还没有共识。但有一个关于诊断颧骨种植体患者的上颌窦炎的系统性报告。本质上，上颌窦的健康状况应根据Lund-Mackay（L-M）检查[48]和Lanza教授和Kennedy教授（L-K）调查方式[49]的论文结果，按照上颌窦专责特别工作组的建议进行临床诊断和影像学评估。

根据L-M检查系统，每一项CBCT检查应包括6个区域：前筛区、后筛区、上颌区、额骨区、蝶骨区和骨－种植体结合复合体区域。每个区域分别分为左侧和右侧，独立评分，因此总共有12个评分区域。每个区域的得分为0分、

1分或2分。其中0分表示正常/无混浊，1分表示部分混浊，2分表示完全不透明。骨－种植体结合复合体只能为0分或2分。总分范围为0～24分。任何扫描为负值的得分在L-M的评分成绩表中都被视为0分，是正常的范围值。任何＞0的扫描正值都被视为是不正常的范围值（表11.1）。

作者改良了Lund-Mackay（ML-M）检查，并报告了其随时间而变化的估值。因此，改良后的L-M至少需要术前和术后锥形束计算机断层扫描（CBCT）的数据。ML-M的最终评分将通过比较术后和术前CBCT的评分来给出。随着时间的推移，评分的增加表明存在潜在的上颌窦炎并发症，将被归类为ML-M（＋）。同样随着时间的推移，下降或不变的数值将被归类为ML-M（－）。

根据L-K的临床标准，上颌窦炎的诊断需要满足两项或多项主要标准、一项主要标准和两项或多项次要标准，或在口腔上颌窦检查后有化脓现象（表11.2）。如果临床症状或放射学变化是细微的并且对治疗反映出了积极的效果，它们仍然可能代表种植体处于成功状态。

标准I（种植体周围软组织状况）

种植体周围的软组织状况是颧骨种植体植入手术成功的关键因素，必须加以详述。可以采用批判性的态度来讨论炎症是否一定就意味着疾病。正如Donath教授等[50]和Albrektsson等[51]所指出的，炎症的存在实际上是口腔种植体周围的正常现象。口腔种植体显示出不可避免的慢性炎症，不能将其视为所谓的黏膜炎疾病的征兆。然而，如果存在可见的软组织炎症或脓液渗出现象则必须加以重视。软组织萎缩及其变化也应该在具有前瞻性的研究中报告。建议使用有参考比例的X线片来评估软组织萎缩的

表11.3 颧骨种植体的成功密码（复诊）

ORIS标准	颧骨种植体状态				
	I	II	III	IV	V
	成功			存活	失败
O（修复体位移）（mm）	0≤距离≤6	6≤距离≤10	10≤距离≤15		距离>15
	-3≤距离≤0	-4≤距离≤-3	-5≤距离≤-4		距离<-5
R（上颌窦状态）	L-K（-）MLM（-）	L-K（+）或 MLM（-）	L-K（+）和 MLM（+）		L-K（+）和 MLM（+）
			偶尔对鼻-鼻窦炎药物或手术治疗有积极反应		顽固性或复发性鼻窦炎难以治疗
	无萎缩	有一定萎缩	持续性萎缩		萎缩+
I（种植体周围软组织状况）	没有发炎或感染的迹象	没有发炎或感染的迹象	偶尔有炎症或感染的迹象，对治疗有积极反应	种植体尚未进行ORIS的标准测试	永久性或反复出现的软组织炎症或感染的迹象，难以治疗或审美上令人无法接受
S［种植体稳定性（单颗检测）］	无移动性	轻微移动	移动性明显（种植体顶端无开裂迹象）		移动性明显（种植体顶端有开裂迹象）
	无疼痛	无疼痛	无疼痛		旋转和/或疼痛
	无旋转	无旋转	无旋转		

颧骨种植体的具体标准描述（ORIS）分为成功的 I - II - III 级（I ~ III级）、存活（IV级）或失败（V级）。绿色表示成功，橙色表示存活，红色表示不可接受（种植体失败）。颧骨种植体的每一个成功标准都要进行评估。种植体的状况由4个ORIS标准中最糟糕那一项决定（例如：O—1/R—3/I—2/S—4被归类为存活）。

a：ORIS是一个源自拉丁语的术语，有广泛的含义，包括面部、嘴巴、发音、言语和面部表情。我们选择它作为评估标准的代名词，因为它涵盖了评价单颗颧骨种植体长期成功的所有4个标准。

b：修复体位移：种植体颈部中心到残余牙槽嵴中心的距离。正值表示颧骨种植体位于腭侧，负值表示颧骨种植体位于颊侧牙槽嵴。

c：L-K是根据表2得出的Lanza教授和Kennedy教授的临床评估。ML-M是改良的Lund-Mackay检查，当术后L-M评分和术前L-M评分（CBCT）之间未观察到透明度增加时，评估为负值。

d：种植体周围软组织检查，需注意如果有视觉上的软组织萎缩和/或黏膜炎症表现（在轻微按压时发现肿胀、红肿或出血），必须避免探诊。当通过对种植体周围软组织复合体施加手指压力时自发观察到脓性渗出，即可诊断为种植体周围软组织感染。患者不接受软组织的美学观感可能属于状态 V 级的类别。

稳定性或最终发展。如前所述，由于不同的解剖条件和技术原因，不建议在穿颧种植体周围使用牙周探针。

种植体周围为无症状的软组织，没有临床可见的炎症或感染，前庭区域并无软组织萎缩情况，被归类为成功 I 级。存在前庭区域软组织退缩，种植体暴露，在没有炎症或软组织感染的症状或体征的情况下，被认为是成功 II 级。存在炎症发展或牙龈感染性渗出物相关的症状，但对治疗有积极反应，或存在不稳定的牙龈退缩，被认为是成功 III 级。发生牙龈组织持续性萎缩炎症或是不断复发的种植体周围炎意味着种植体失败或被归类为 IV 级。最后，患者抱怨由于种植体暴露而导致的不可接受的美学状况将被归类于种植体V级失败。

标准S［种植体稳定性（单颗检测）］

对任何单颗颧骨种植体进行测试时，可以发现不同程度的种植体稳定性。有时，当种植体放置在上颌窦外或骨条件不好的颧骨中时，可能会检测到种植体轻微的活动度，但并没有其他相关的病理征兆。换句话说，尽管在临床测试中实现了骨锚定或没有旋转迹象，但由于锚定在颧骨上产生的弹性模量，种植体受到远端的侧向咬合力时，会检测到种植体有一定的无痛活动。在任何情况下，种植体的成功植入都不应出现种植体的旋转性位移或咬合疼痛。当多颗种植体被夹板连接在一起时，种植体轻微的移动也不应该存在。无论是否伴有疼痛，所有种植体的旋转运动都被视为种植体失败的标志（表11.3）。

结论

目前，文献中报道的颧骨种植体的治疗

结果和并发症的方式不一致，缺乏标准化的方式。目前还没有明确的标准来具体描述颧骨种植的修复结果并评估它们在多大程度上标志着特定的成功或失败。此外，以类似的方式，存在不正确地验证并随后使用相同的诊断方法来评估牙齿和常规口腔种植体状态的趋势，且存在以相同的方式将颧骨种植体像植入在原始牙槽骨中的常规种植体那样考量并评估的趋势。然而，颧骨种植体在生物力学、临床操作、治疗效果和最终并发症方面与传统种植体存在差异。颧骨种植体与牙槽骨和基底骨的吸收变化有关，这使得使用传统种植体的标准并不适合评估穿颧种植体。的确，我们可能会发现传统种植体与颧骨种植体的手术方案之间的相关差异，并且它们也应该引起人们的注意。

作者建议使用4个具体和客观的标准来系统地描述颧骨种植体的结果。ORIS首字母缩写词是新标准的代名词：①修复体位移：基于颧骨种植体在水平向上相对于牙槽嵴中心的最终定位来评估修复体是否成功。②上颌窦状态：术前、术后CBCT比较法可评估上颌窦是否健康；可以做一份临床问卷调查，上面给出"是"和"否"的答案选项。③种植体周围软组织状况：根据参考图像对软组织感染或裂开迹象进行分级评估。④种植体稳定性：在种植体出现旋转或根尖咬合疼痛的症状之前，成功的标准中可以接受种植体有一定的活动度。

参考文献

[1] Schnitman PA, Shulman LB. Recommendations of the consensus development conference on dental implants. J Am Dent Assoc. 1979;98(3):373–7.
[2] Albrektsson T, Zarb G, Worthington P, Eriksson A. The long-term efficacy of currently used dental implants: a review and proposed criteria of success. Int J Oral Maxillofac Implants. 1986;1(1):11–25.
[3] Olivé J, Aparicio C. Periotest method as a measure of osseointegrated oral implant stability. Int J Oral

Maxillofac Implant. 1990;5:390–400.

[4] Meredith N, Shagaldi F, Alleyne D, Sennerby LCP. The application of resonance frequency measurements to study the stability of titanium implants during healing in the rabbit tibia. Clin Oral Implants Res. 1997;8:234–43.

[5] Albrektsson T, Isidor F. Consensus report of session IV. In: Lang NP, Karring T, editors. Proceedings of the 1st European workshop on periodontology. London: Quintessence; 1993. p. 365–9.

[6] Lekholm U, Adell R, Lindhe J, Brånemark PI, Eriksson B, Rockler B, Lindvall AMYT. Marginal tissue reactions at osseointegrated titanium fixtures. (II) A cross-sectional retrospective study. Int J Oral Maxillofac Surg. 1986;15:53–61.

[7] Coli P, Christiaens V, Sennerby L, de Bruyn H. Reliability of periodontal diagnostic tools for monitoring peri-implant health and disease. Periodontol. 2017;73(1):203–17.

[8] Roos J. A qualitative and quantitative method for evaluating the brånemark implant. Int J Oral Maxillofac Implant. 1997;12(4):1–20.

[9] Zarb GA, Albrektsson T. Editorial: towards optimized treatment outcomes for dental implants. J Prosthet Dent. 1998;80(6):639–40.

[10] Esposito M, Hirsch JM, Lekholm U, Thomsen P. Biological factors contributing to failures of osseointegrated oral implants. Eur J Oral Sci. 1998;106(3):721–64.

[11] Misch CE, Perel ML, Wang HL, Sammartino G, Galindo-Moreno P, Trisi P, et al. Implant success, survival, and failure: the International Congress of Oral Implantologists (ICOI) pisa consensus conference. Implant Dent. 2008;17(1):5–15.

[12] Malevez C, Daelemans P, Adriaenssens P, Durdu F. Use of zygomatic implants to deal with resorbed posterior maxillae. Periodontol. 2003;33(15):82–9.

[13] Parel SM, Brånemark PI, Ohrnell LO, Svensson B. Remote implant anchorage for the rehabilitation of maxillary defects. J Prosthet Dent. 2001;86(4):377–81.

[14] Bedrossian E, Rangert B, Stumpel L, Indresano T. Immediate function with the zygomatic implant: a graftless solution for the patient with mild to advanced atrophy of the maxilla. Int J Oral Maxillofac Implants. 2005;21(6):937–42.

[15] Hinze M, Vrielinck L, Thalmair T, Wachtel H, Bolz W. Zygomatic implant placement in conjunction with sinus bone grafting: the "extended sinus elevation technique." A case-cohort study. Int J Oral Maxillofac Implants. 2013;28(6):e376–85.

[16] Aparicio C, Manresa C, Francisco K, Aparicio A, Nunes J, Claros P. Zygomatic implants placed using the zygomatic anatomy-guided approach versus the classical technique: a proposed system to report rhinosinusitis diagnosis. Clin Implant Dent Relat Res. 2014;16(5):627–42.

[17] Aparicio C. A proposed classification for zygomatic implant patient based on the zygoma anatomy guided approach (ZAGA): a cross-sectional survey. Eur J Oral Implantol. 2011;4(3):269–75. http://www.ncbi.nlm.nih.gov/pubmed/22043470.

[18] Aparicio C, Ouazzani W, Garcia R, Arevalo X, Muela R, Fortes V. A prospective clinical study on titanium implants in the zygomatic arch for prosthetic rehabilitation of the atrophic edentulous maxilla with a follow-up of 6 months to 5 years. Clin Implant Dent Relat Res. 2006;8(3):114–22.

[19] Aparicio C, Manresa C, Francisco K, Ouazzani W, Claros P, Potau JM, et al. The long-term use of zygomatic implants: a 10-year clinical and radiographic report. Clin Implant Dent Relat Res. 2014;16(3):447–59.

[20] Malevez C, Abarca M, Durdu F, Daelemans P. Clinical outcome of 103 consecutive zygomatic implants: a 6–48 months follow-up study. Clin. Oral Impl. Res. 2004;15(1):18–22. https://doi.org/10.1046/j.1600-0501.2003.00985.x

[21] Zwahlen RA, Grätz KW, Oechslin CK, Studer SP. Survival rate of zygomatic implants in atrophic or partially resected maxillae prior to functional loading: a retrospective clinical report. Int J Oral Maxillofac Implants. 2005;21(3):413–20.

[22] Davó R, Malevez C, Rojas J, Rodríguez J, Regolf J. Clinical outcome of 42 patients treated with 81 immediately loaded zygomatic implants: a 12- to 42-month retrospective study. Eur J Oral Implantol. 2008;1(2):141–50.

[23] Bedrossian E. Rehabilitation of the edentulous maxilla with the zygoma concept: a 7-year prospective study. Int J Oral Maxillofac Implants. 2010;25(6):1213–21. http://www.apariciozygomatic. com/wp-content/uploads/2015/07/Z-study7ysBedrossian2010.pdf.

[24] Al-Nawas B, Wegener J, Bender C, Wagner W. Critical soft tissue parameters of the zygomatic implant. J Clin Periodontol. 2004;31(7):497–500.

[25] Davo R, Malevez C, Rojas J. Immediate function in the atrophic maxilla using zygoma implants: a preliminary study. J Prosthet Dent. 2007;97(6 Suppl):S44–51.

[26] Degidi M, Nardi D, Piattelli A. Immediate loading of the edentulous maxilla with a definitive restoration supported by an intraorally welded titanium bar and tilted implants. Int J Oral Maxillofac Implants. 2010;25(6):1175–82.

[27] Maló P, de Araujo NM, Lopes I. A new approach to rehabilitate the severely atrophic maxilla using extramaxillary anchored implants in immediate function: a pilot study. J Prosthet Dent. 2008;100(5):354–66.

[28] Stiévenart M, Malevez C. Rehabilitation of totally atrophied maxilla by means of four zygomatic implants and fixed prosthesis: a 6–40-month follow-up. Int J Oral Maxillofac Surg. 2010;39(4):358–63.

[29] Becktor JP, Isaksson S, Abrahamsson P, Sennerby L. Evaluation of 31 zygomatic implants and 74 regular dental implants used in 16 patients for prosthetic reconstruction of the atrophic maxilla with cross-arch fixed bridges. Clin Implant Dent Relat Res. 2005;7(3):159–65. http://coimplante.odo.br/Biblioteca/Complicacoes de implantes zigomaticos/Evaluation of 31 Zygomatic Implants and 74 Regular Dental Implants - Becktor et al.pdf.

[30] Landes CA, Paffrath C, Koehler C, Thai VD, Stübinger S, Sader R, et al. Zygoma implants for midfacial prosthetic rehabilitation using telescopes: 9-year follow-up. Int J Prosthodont. 2008;22(1):20–32.

[31] Lekholm U, Sennerby L, Roos JBW. Soft tissue and marginal bone conditions at osseointegrated implants that have exposed threads: a 5-year retrospective study. Int J Oral Maxillofac Implant. 1996;11:599–604.

[32] Carmagnola D, Berglundh T, Araújo M, Albrektsson T, Lindhe J. Bone healing around implants placed in a jaw defect augmented with Bio-Oss. An experimental study in dogs. J Clin Periodontol. 2000;27(11):799–805.

[33] Aparicio C, Manresa C, Francisco K, Claros P, Alandez J, González O, Albrektsson T. Zygomatic implants: indications, techniques and outcomes, and the zygomatic success code. Periodontol. 2014;66:41–58.

[34] Migliorança RM, Coppedê A, Dias Rezende RCL, de Mayo T. Restoration of the edentulous maxilla using extrasinus zygomatic implants combined with anterior conventional implants: a retrospective study. Int J Oral Maxillofac Implants. 2011;26(3):665–72.

[35] Malevez C. Clinical outcome of 103 consecutive zygomatic implants: a 6–48 months follow-up study. Bone 19991999;18–23.

[36] Aparicio C, Ouazzani W, Hatano N. The use of zygomatic implants for prosthetic rehabilitation of the severely resorbed maxilla. Periodontol. 2008;47(1):162–71.

[37] Boyes-Varley JG, Howes DG, Davidge-Pitts KD, Brånemark I, McAlpine JA. A protocol for maxillary reconstruction following oncology resection using zygomatic implants. Int J Prosthodont. 2007;20(5):521–31.

[38] Maló P, de Araújo Nobre M, Lopes A, Carlos Francischone MR. Three-year outcome of a retrospective cohort study on the rehabilitation of completely edentulous atrophic maxillae with immediately loaded extra-maxillary zygomatic implants. Eur J Oral Implantol. 2012;5:37–46.

[39] Vrielinck L, Politis C, Schepers S, Pauwels M, Naert I. Image-based planning and clinical validation of zygoma and pterygoid implant placement in patients with severe bone atrophy using customized drill guides. Preliminary results from a prospective clinical follow-up study. Int J Oral Maxillofac Surg. 2003;32(1):7–14.

[40] Bothur S, Garsten M. Initial speech problems in patients treated with multiple zygomatic implants. Int J Oral Maxillofac Implants. 2009;25(2):379–84.

[41] Brånemark PI, Gröndahl K, Öhrnell LO, Nilsson P, Petrusen B, Svensson B, et al. Zygoma fixture in the management of advanced atrophy of the maxilla: technique and long-term results. Scand J Plast Reconstr Surg Hand Surg. 2004;38(2):70–85.

[42] Hirsch JM, Hrnell LO, Henry PJ, Andreasson L, Brånemark PI, Chiapasco M, et al. A clinical evaluation of the zygoma fixture: one year of follow-up at 16 clinics. J Oral Maxillofac Surg. 2004;62(SUPPL. 2):22–9.

[43] Chow J, Wat P, Hui E, Lee P, Li W. A new method to eliminate the risk of maxillary sinusitis with zygomatic implants. Int J Oral Maxillofac Implants. 2010;25(6):1233–40.

[44] Davó R, Malevez C, López-Orellana C, Pastor-Beviá F, Rojas J. Sinus reactions to immediately loaded zygoma implants: a clinical and radiological study. Eur J Oral Implantol. 2008;1(1):53–60.

[45] Davo R, Pons O. Prostheses supported by four immediately loaded zygomatic implants. A 3-year prospective study. Eur J Oral Implantol. 2013;6(3):263–9.

[46] Sartori EM, Padovan LEM, De Mattias Sartori IA, Ribeiro PD, Gomes De Souza Carvalho AC, Goiato MC. Evaluation of satisfaction of patients rehabilitated with zygomatic fixtures. J Oral Maxillofac Surg. 2012;70(2):314–9.

[47] Peñarrocha M, Uribe R, García B, Martí E. Zygomatic implants using the sinus slot technique: clinical report of a patient series. Int J Oral Maxillofac Implants. 2005;20(5):788–92. http://www.ncbi.nlm.nih.gov/pubmed/16274155.

[48] Lund VJ, Mackay IS. Staging in Rhinosinusitis. Rhinology. 1993;31:183–4.

[49] Lanza DC, Kennedy DW. Adult rhinosinusitis defined. Otolaryngol Head Neck Surg. 1997;117(September):S1–7.

[50] Donath K, Laass M, Günzl HJ. The histopathology of different foreign-body reactions in oral soft tissue and bone tissue. Virchows Arch A Pathol Anat Histopathol. 1992;420:131–7.

[51] Albrektsson T, Jemt T, Mölne J, Tengvall P, Wennerberg A. On inflammation-immunological (I-I) balance theory–a critical apprehension of disease concepts around implants. Clin Implant Dent Relat Res. 2018;21(1):183–9.